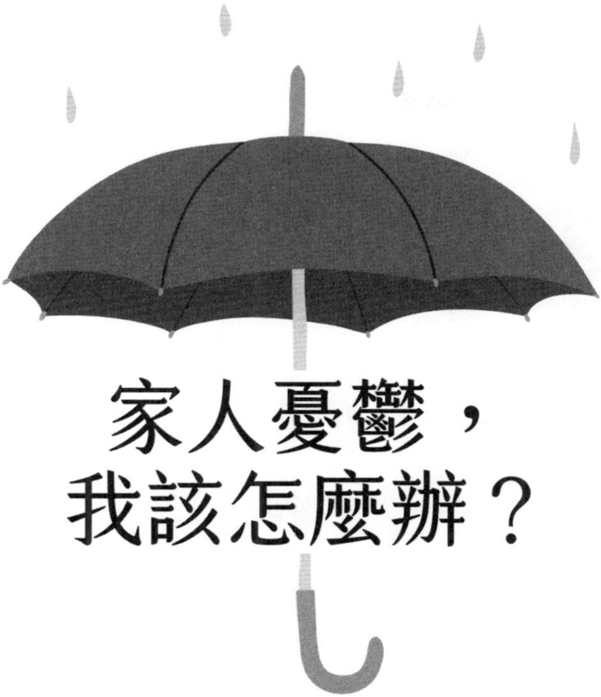

家人憂鬱，我該怎麼辦？

身心科醫師告訴你，
如何當一個不委屈又有用的療鬱陪伴者

井上智介——著
卓惠娟——譯

推薦序

憂鬱症會造成顯著的社會與經濟負擔。根據西元二〇一九年以全世界為範圍的統計：在所有的疾病中，憂鬱症是導致疾病負擔的第二名。憂鬱症很常見，在台灣約兩百萬人有憂鬱症，但因為幾乎每個人都曾有過心情不好或低潮的經驗，所以憂鬱症也很容易被誤解。有些人覺得，憂鬱症的患者是因為心智不成熟、抗壓性或意志力不足才會生病，甚至會認為他們只是「太好命」，這些都是非常錯誤的觀念。憂鬱症和一般心情不好是完全不同的，因為腦部調節情緒的系統與迴路有異常，而造成許多不由自主、無法控制的憂鬱症狀。這些症狀影響的範圍廣、持續的時間長，因而導致患者與社會的嚴重損失。憂鬱症是一個貨真價實的疾病，絕對不是無病呻吟。

要強調的是：並非一定要有外在壓力才會造成憂鬱症，它可能發生在任何人身上。就算你生活幸福美滿，是人生的超級勝利組，它還是可能找上你。在台灣約每十個人就有一個人有憂鬱症，所以在你的家人朋友（包括你自己）中，可能就有憂鬱症患者。協助他們很重要的第一步，就是破除對憂鬱症的誤解，並加以宣傳與倡議，減少社會因為這些迷思而增加患者額外的壓力。除了患者，其照顧者也會很辛苦。特別是在台灣，一般對照顧者的期待很高，希望他們除了照顧患者的生活、應對其在職場或學業的變化外，也能在患者的治療上扮演重要角色。如：陪伴就診、提醒服藥、維持生活的常軌、心理支持與預防意外。但照顧者能有多少資源，來做這麼多事？

除了他人的期待，很多照顧者也希望自己能夠多幫忙憂鬱症患者。但陪伴患者改善與復原的過程，常是充滿變數與起伏，會需要良好的指引，這本書就是一個很好的參考工具。先從憂鬱症治療過程的全貌出發，讓讀者知道基本的架構，也針對常見觀念上的迷思予以澄清及說明，再對復原旅程中可能遇到的問題，提供實用的建議與解方。無論身心疾病患者是在哪一個階段，照顧者都能找到所需的資訊。考量日本與台灣在醫療實務上的差異，本書也對不同之處提供相對應的台灣本土資訊。

照顧者需要更多的資源，以利他們協助身心疾病患者。本書可以補足目前相關資訊的缺口，給照顧者許多幫忙。除了照顧者外，其他人也可以對於身心疾病與相關照護有更多的了解，以破除相關迷思。

楊凱鈞

前言

提不起勁、無法上班上學、徹夜難眠……因為某些心理上的不適而來身心科看診的患者，一年比一年多。與此同時，因為照顧有身心疾病的家人，以致煩惱、憂慮來看診的人也隨之增加了。

站在家屬的角度，該如何面對患有身心疾病的家人？我身為身心科醫師，也是進駐公司的職業醫學科專科醫師，經常聽到懷著這些煩惱，但依然持續照顧病患的家屬的心聲。

可是照顧者在無所適從的同時，內心往往背負著強烈的道德感。「病人很脆弱，所以我對他們要更溫柔」、「因為是我心愛的家人，我必須忍耐」……很多照顧者雖然不知道該如何面對身心疾病患者，卻認為絕對不可以忘記「溫柔」、「體貼」、「忍耐」。

我非常明白在心愛的家人心靈脆弱之際，把自身的事情拋到一邊，以照顧病患為優先的心情。其中也有人因此犧牲自己理想的工作，全心為病患奉獻；或是因忍耐而放棄自身嗜好、運動等娛樂，無怨無悔地陪伴在家人身邊。

但照顧者很容易忘記一件重要的事——那就是忍耐也有極限。若是心靈無法擁有餘裕，勉強壓抑的心情總有一天會爆發。照顧一個人並不是一件小事，辛勞的程度甚至足以視為一項全職專業工作。

更進一步來說，除了需要像我這樣的醫師，還必須包括護理師、諮商師，甚至視情況還需仰賴營養師、社工等各種不同職業的人相互合作，才能算是為患者提供了全面性的協助。

一旦需要居家照護並長時間照顧病患，多數情況下，家屬對此相關的專業知識、經驗都付之闕如。在這種狀況下，照顧者本身已經夠辛苦了，還要肩負起作為家人的責任感。甚至很多人選擇把所有的責任都扛在身上，因此超過了自身的限度卻不自知，往往讓自己能量耗盡，導致身心俱疲的情況也所在多有。

「工作、家庭兩頭燒」的抱怨，早已是一般人們熱議的話題，如果再加上照顧病人，可想而知會有多麼辛勞。不光是病人，更時常聽到連照顧者本人最後也罹患身心方面的疾病。

對照顧者而言，要面對的辛勞涉及多種層面，尤其容易被質疑照顧不當的其中一個主因，是因為社會上對「照護」的刻板想法與現實生活中的落差。

他們對於肉眼可見的外傷或疾病，我們很容易想像照顧者身心的辛勞，因此也容易獲得周遭的理解與共鳴。很多人會對他們說——「一定很辛苦，對吧？」、「不要太逞強喔！」

然而，對於家中有身心病患的照顧者，社會上一般人的印象多數是——「了不起！」、「你真堅強！」這些既定印象使得照顧者對於有關照護病患的痛苦或艱辛狀況，無法輕易說出喪氣話，以至於難以向他人發出求救訊號。

社會上對於家中有身心疾病的照顧者，很容易將之描述成「共同合作跨越困難，感動人心的美談」，然而現實生活卻不是如此美好。實際上家屬總在照顧的「理想」與「現實」的落差中飽受折磨。現實是許多照顧者即使已超越界限，依然在心力交瘁的情況下照顧病患。

照顧有身心疾病的家人，並不是一件尋常的事情。因此，照顧者必須有所「覺悟」。你會遇到比想像中更大的困難，有時也會遇到必須做出讓你撕心裂肺的痛苦決定。不僅病人本身，你在身心方面也必須承受巨大負擔，所以必須先做好心理準備。

照顧某一個人，不論對身體或心理都會帶來負擔。我之所以反覆強調這一點，就是希望大家能瞭解這個現實。

另外還有一件希望照顧者務必牢記的事，那就是：你必須自己身心都能保持餘裕，才有能力照顧其他人。這一點真的非常重要，希望你務必銘記在心。

正因為所愛的家人罹患身心疾病而飽受折磨，照顧者有時會犧牲生活、金錢，甚至犧牲自己來照顧對方。但是，過度逞強努力的結果，很可能連自己也跟著病倒。

我能理解為了生病的家人，一切可以做得到的事，都竭盡所能想為他們做到的心情。何況，罹患身心疾病的人要恢復日常生活，也確實需要共同生活者的協助。但正因為你是他不可或缺的依靠，照顧者也絕不能忽略自己。

接下來我會在本書談一談，照顧有身心疾病的家人時，你需要知道的、希望你注意的，以及你必須先做好的心理準備。

我不打算說些亮麗的場面話，而是想傳達給你嚴峻的現實。

患者本身自不用說，對於家屬而言，今後可能必須長年累月地陪伴患有身心疾病的家人，治療也必須花費漫長的時間。即使痊癒並恢復正常的生活，也可能在未來幾年有復發的風險。

而且在長期與疾病對抗的生活中，必然也會有「要是早點知道就好了」、「要是事前知道的話，一定有更多可以做到的事」的想法。為了減少這些遺憾，我整理出本書內容，期盼多少能減輕照顧者的負擔，為跨越痛苦的日子助上一臂之力。

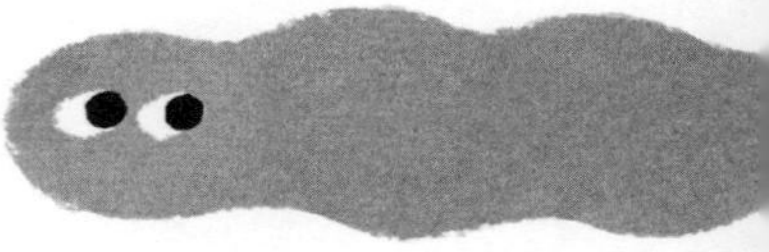

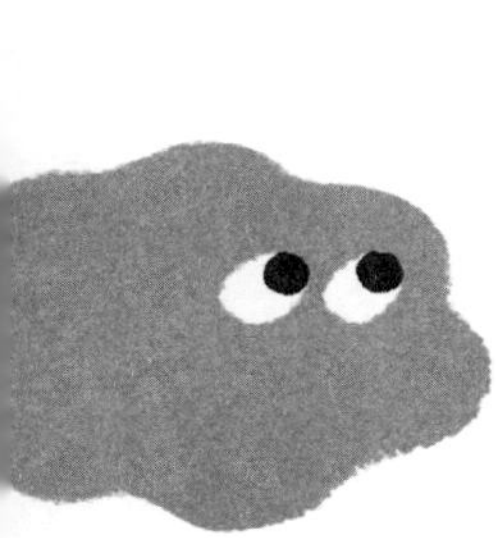

第二篇 照顧自己的心靈

第一章 照顧者須知

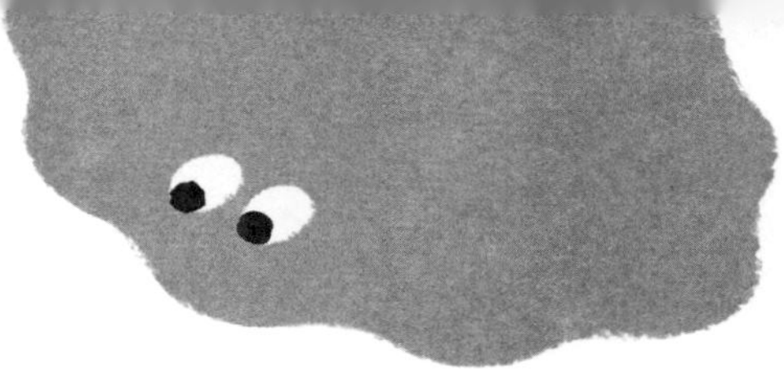

第一篇

照顧心靈生病的家人

第一章 當家人告訴你「我變得憂鬱」時

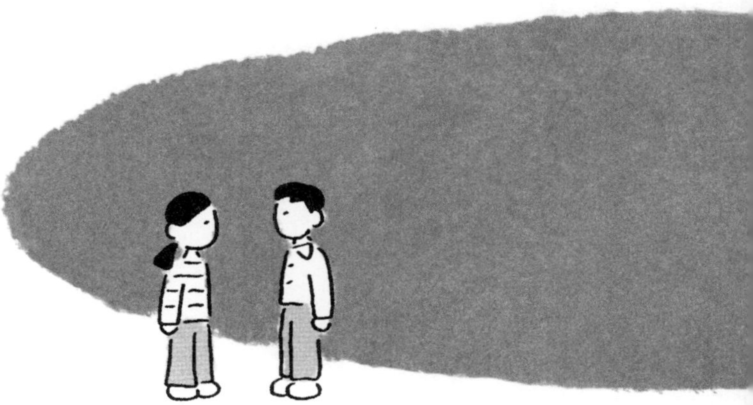

Q

「憂鬱」是怎麼回事？

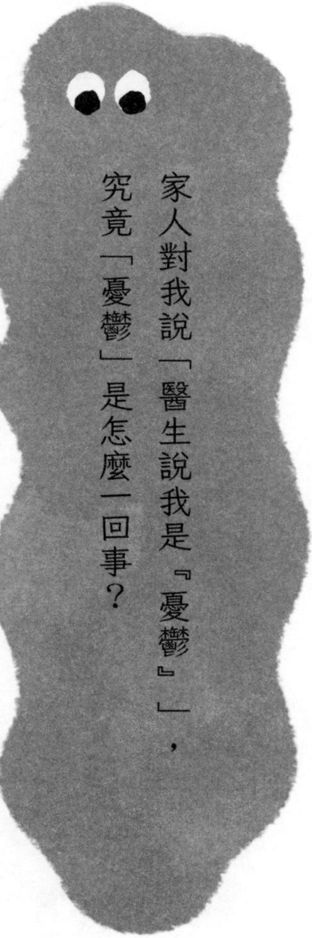

家人對我說「醫生說我是『憂鬱』」，究竟「憂鬱」是怎麼一回事？

家人感到不舒服而去醫院檢查，回家後當你詢問：「醫生怎麼說？」家人回答：「醫生說我是『憂鬱』。」雖然這是常見的情形，但其實是很容易產生誤解的對話。從病人自己說的：「醫生說我是『憂鬱』。」

這句話得到的資訊，很難正確掌握病人的狀況。

首先應當確認以下狀況：「那是指你有『憂鬱症』？還是指你現在陷入『憂鬱狀態』？」

也許有人認為究竟是「憂鬱症」還是「憂鬱狀態」，並沒有太大的差別，但其實兩者差異極大。只不過，患者本身通常並未察覺兩者的差異，所以才會回答「醫生說是『憂鬱』」。

「憂鬱症」是病名；「憂鬱狀態」是狀態

要說究竟兩者的差異是什麼？「憂鬱症」是疾病名稱，指罹患憂鬱症的「疾病」；「憂鬱狀態」則一如表面文字，指的是「近似憂鬱症的狀態」。身心科疾病類型很多，根據不同症狀而有不同的病名，但許多症狀的共通點，都是「情緒出現憂鬱的症狀」。因此，即使處於「憂鬱狀態」，也未必就是「憂鬱症」。

例如，「心情低落，什麼事都不想做」、「情緒一直處在十分憂鬱的狀態」、「食欲很差」、「睡不太著」。當出現這些症狀時，醫師會判斷「處於憂鬱狀態」。

請你回想看看，因為失戀遭受嚴重打擊、未被錄取第一志願的工作、長年累月懷著的夢想破滅等，是否也處於相同的狀態？有時候甚至持續好幾天。換句話說，任何一個人，即使不是罹患身心疾病，也有可能陷入「憂鬱狀態」。

第一次看門診時，醫師對你說：「應該是憂鬱吧！」有極大的可能性並非「憂鬱症」，而是「憂鬱狀態」。這是因為如果判斷罹患憂鬱症，醫師不會說得如此含糊，而是會清楚指出「你所患的病是『憂鬱症』」。當判斷可能有某種身心疾病，但無法立刻確定病名時——是憂鬱症？還是雙相情緒障礙症（俗稱：躁鬱症）？或是發展障礙、統合失調、人格障礙、酒精中毒等？目前只能確定處於「憂鬱狀態」的案例很常見，所以醫師會告訴病患：「是憂鬱。」

反過來說，也意味著目前還處於不清楚變成憂鬱的原因，無法確定疾病名稱的階段。

只有一、兩次檢查，通常難以確定病名

所謂的「憂鬱狀態」，我們可以藉由身體其他疾病來理解。比方說當出現「肚子痛」的情況時，在尚未釐清是什麼原因造成腹痛之前，可能是便祕、盲腸炎、十二指腸潰瘍、腸阻塞、膽結石等，但當下的階段只能確定症狀是肚子痛。

如果是腹痛，可以透過觸診、照X光等檢查來判斷可能的疾病。然而，身心方面的疾病，醫生無法只靠一、兩次的診療，就輕易斷定疾病名稱。

因此，常發生最初診斷的病名，不久後卻發生轉變的狀況，這也是身心疾病的難處。不僅是難以找出病因，症狀也會隨著時間產生階段性

變化，甚至引發其他症狀也時有所聞。很多案例是剛開始診斷為「憂鬱症」，但不久後轉為「雙相情緒障礙症」，也就是俗稱的躁鬱症，這樣的情況屢見不鮮。或許應該說病名轉變的案例反而更常見。因為一般人並不瞭解這樣的狀況，這也是產生誤解的原因。

此外，就算尚未確診是「憂鬱症」，有時醫師也會因應「憂鬱狀態」開出緩和症狀的處方。當憂鬱的心情或不安的情緒太強烈，又或是夜裡難以成眠時，醫師可能會問病人：「如果睡不著，要不要吃安眠藥看看？」、「我開一些可以安定焦慮的藥給你好嗎？」

不過，站在病人的立場，當醫師表示要開藥時，很容易開始擔心：「我生病了嗎？也就是得了憂鬱症對吧？」因此，如果聽到家人去看醫生，回來後告訴你：「是憂鬱」、「是憂鬱症」時也不需要驚慌。冷靜和家人進一步聊聊醫師具體上說了什麼？談了哪些內容？如果是「憂鬱狀態」，除了有可能是「憂鬱症」，也不能排除是其他疾病的可能性。

可以抱持「或許只是暫時的狀態，目前還未確定是什麼疾病」的想法。

總之，希望你能記住，不要把憂鬱症和憂鬱狀態混為一談。

Q

當家人拒絕就醫時

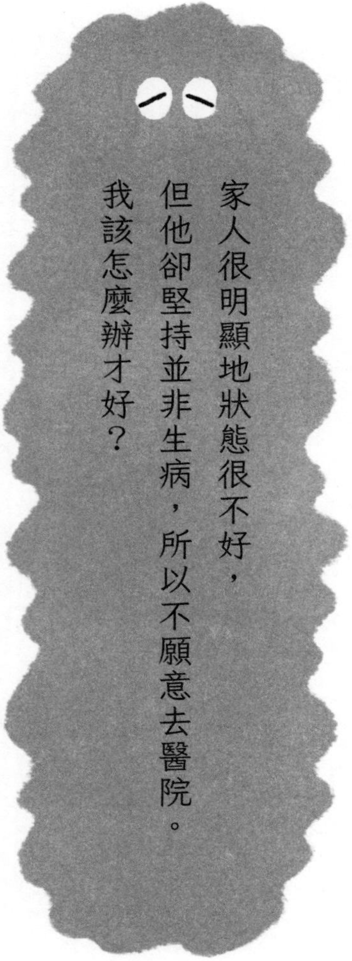

家人很明顯地狀態很不好，但他卻堅持並非生病，所以不願意去醫院。我該怎麼辦才好？

家人每天看起來都很消沉，似乎一直睡得不好，食慾也變差了。以旁觀者來看，對方很明顯狀態實在不佳，但叫他們去醫院，尤其是建議他們掛身心科時，頑固抗拒的人很多。

心理健康狀態不佳的人逐年增多，比起過去，社會上應該有更多人具備對身心疾病的正確認知，然而一旦自己成了當事人，多數人還是十分抗拒。有些人即使自覺狀況不佳，仍然不願意被他人指出來。

不承認自己生病，也是身心疾病的典型症狀。因此常有家屬懷著「希望家人就醫，當事人卻不願意」的煩惱。「絕對哪裡有問題！」、「你一定是生病了」，即使這麼告訴病患，當事人也不會承認。就算一再溝通要不要去醫院，也始終沒有交集，甚至最後以吵架收場。

時至今日，身心疾病依然是一般人忌諱的疾病。被指出「精神有問題」反而產生更強烈抗拒的心理。因此，一開始只需告訴病患：「我很擔心你。」先表達你關懷家人的心情十分重要。

有些人十分排斥身心科，甚至感到恐懼。不要急著否定他們這些情緒，而是提出「我陪你，我們一起去醫院」的建議。陪同病患就醫，也是加強他們意願的一種做法。

初診先掛家醫科或相關內外科的門診

如果你表達擔心家人的心情，他們依然不肯就醫時，就要想一想其他方法。

一般來說，患有身心疾病的人，通常也會出現其他生理症狀，他們可能也有倦怠、頭痛、心悸或噁心等困擾。因此可以先建議他們去看家醫科或相關內外科的門診，而不是要求他們掛身心科。

如果是因為身心疾病而產生的生理症狀，多數在醫師針對疼痛、健康狀況等檢查後，可能會得出「身體沒有任何問題」的結論。

由內科醫師診斷，「可能是精神問題引起的症狀」而建議轉掛身心科，這也是討厭身心科的人，最後願意就醫的一個常用方法。不過，也不能說這個方法百分之百有效，也有些患者一聽到醫師說「因為有壓力症狀，最好去掛身心科」就勃然大怒。

追根究柢，不認同心因性問題所以抗拒掛身心科的人，是否能因為醫師一句話就老老實實地接受，完全是兩回事。

必須記錄每天的狀況

如果連借用醫師的力量都無法說服家人看診，要他們就醫確實很困難。對身為他們親友的你而言，雖然是痛苦的時期，但請你觀察他們的狀況，儘可能記錄他們平日的作息。當發生不良變化時，必須讓他們知道。你可以把看到的、覺得不尋常的地方先記錄下來。不論多麼瑣碎的事情都沒關係，總之先寫下來。

碰到必要的狀況，你希望家人就醫，而當事人卻抗拒去醫院時，正因為是所愛的家人，想法的衝突可能令你忍不住產生負面情緒。然而，在情緒激動狀態下的討論過程中，可能難以即時想起平時發生的症狀。即使察覺到很多「不尋常的地方」，一下子也想不起來。若平常就把在意的狀況寫下來放在手邊，就可以立即指出問題。

「你最近反應比以往遲鈍」、「睡眠時間變得很短」、「你時常很煩躁，我們這個月已經吵了五次架」、「你完全不出門，總是一個人關在家」……如果能客觀地指出容易理解的變化，當事人應該也會察覺異樣，進而較容易產生「的確不太對勁」、「咦？確實有點奇怪」等危機意識。同時，懇切地向對方表達你對他的關心，以及你希望他就醫的想法。生氣或大驚小怪只會適得其反，要動搖頑固的意志，只能憑藉親友「因為擔心」的關懷才能奏效。

只要抱著不惜苦苦哀求也要說服病患的決心，就可能有機會讓病患願意去身心科就醫。

暫時觀望直到事情發生也沒有錯

當然，有時候也會遇到不得不強迫病患就醫，或是需連哄帶騙地把病患帶到醫院的緊急狀況。只不過，這種做法有可能造成強烈反彈，或是讓家庭出現裂痕，若要這麼做就得先做好心理準備：強制就醫的做法不能說絕對沒有負面影響，也無法保證治療過程一定能得到相互諒解。

如果軟硬兼施，病患還是拒絕去醫院，不妨暫時觀望一陣子。雖然狀況確實不太對勁，但感到痛苦依然勉強去上班，不想和身心科牽扯關係的當事人，要改變他們的想法並不是簡單的一件事。假使強烈地不願意破壞家人間的關係，也有消極的選項——那就是等到發生決定性的事件再說。

只不過，所謂「決定性的事件」，十之八九都是重大問題或糾紛。可能是和他人起衝突、工作上出現致命失誤或是發生意外事故。甚至可能是鬧事、暴力行為，嚴重的話甚至可能發生自殺未遂的情況。

在發生這些決定性的問題前，和有身心症狀的病患共同生活，照顧者究竟能忍耐到什麼程度是個問題，而發生麻煩時，當事人是否願意到身心科看診也是一大疑問。倘若到了這個地步，照理來說當事人也有某種程度覺悟吧？即使有些勉強，也必須強制讓他就醫。

如果因為擔心家人間的感情發生裂痕而躊躇不前，拖延的結果很可能導致情況惡化。說實話，若是下定決心即便發生決定性的狀況，彼此心生嫌隙也要共同生活的話，還不如早點到身心科就醫。

也推薦可到各地方政府的精神保健社服中心

當事人無論如何都不願意去醫院的話，建議可以到全國各地都有設置的精神保健社服中心[1]與專業人士諮商。

日本各都道府縣都是依法令設置而提供的服務，接受因為心理問題或身心疾病煩惱的人們諮商。這些地方都有身心科醫師、諮商心理師、身心保健社工師等對於精神失調的專業人士，提供民眾專業的服務。

這對於不想掛身心科門診的人，也許是容易跨出的第一步。作為不想去醫院的當事人與希望他們就醫的家屬，或許是一個最恰當的妥協方式吧？請務必建議他們考慮看看。

1 台灣為各縣市政府衛生局的心理衛生中心。

Q 無人可商量時

當事人現在是什麼樣的狀況？
正接受什麼樣的治療？
目前的狀況究竟是好是壞都一概不知，
這樣也能找主治醫師商量嗎？

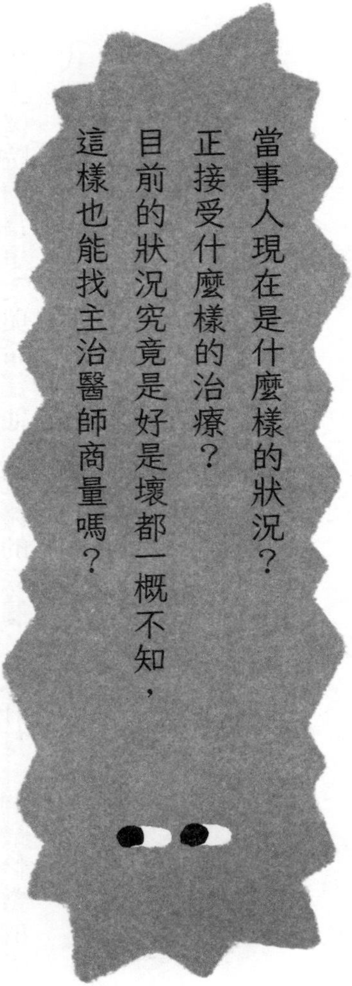

「他很堅持不去醫院」、「他似乎沒有按時服藥」、「他去了醫院就真的可以配合治療嗎？」

許多照顧身心疾病患者的家人，都曾感到類似的煩惱焦躁，這或許是照顧者都會有的煩惱。話雖如此，我們也無法隨便向身受痛苦的病患本人打破砂鍋問到底。

因此，照顧者也可以採取自行到醫院找主治醫師商量的辦法。在當事人不在現場的情況下，把病人平時的狀況告訴醫師。

不想去醫院、在家沒有按時服藥等情況，對主治醫師而言是治療時的重要資訊。要是有什麼事讓你很在意，請不必顧慮，直接和主治醫師商量。即使病人沒有一起同行，家屬也能預約門診。

病人沒有同行也能和主治醫師商量

即使只有家屬掛門診，也必須支付醫療費用，這就和找律師時，就算只有談話也必須支付律師費一樣，由專業人士的醫師撥出看診時間，當然還是得支付費用。而且在這個情況下，因為並非病人本身看診，基本上必須全額自負。雖然可能有部分醫院不向尋求諮詢的家屬收取費用，但一般來說是以三十分鐘為單位收費，預約時不妨先確定一下費用。

查詢有關身心疾病的書籍或是統整資訊的網站時，常會看到上面寫著「有任何疑慮，不妨找醫師商量。」這句話確實講的沒錯。就如我前面說的，聆聽和病患共同生活的家屬說法，對醫師而言，也能成為診療時的重大參考。

然而，只要是醫師的診療時間，就不可能免費。多數的書籍或網頁並未提及費用的問題，因此許多家屬到了結帳時，才驚覺「只是說幾句話，也要付錢嗎？」

這也是照護身心疾病病患者的人，會比想像中消耗更多金錢、時間與精力的一個原因。事先就知道必須花多少錢才去諮詢，和事後才知道並非免費，感受截然不同。

事先知道這個時間必須付錢的話，就不會顧慮「我可以問到這麼細節的事嗎？」、「這些話會不會太多餘？」……主治醫師應該什麼都能

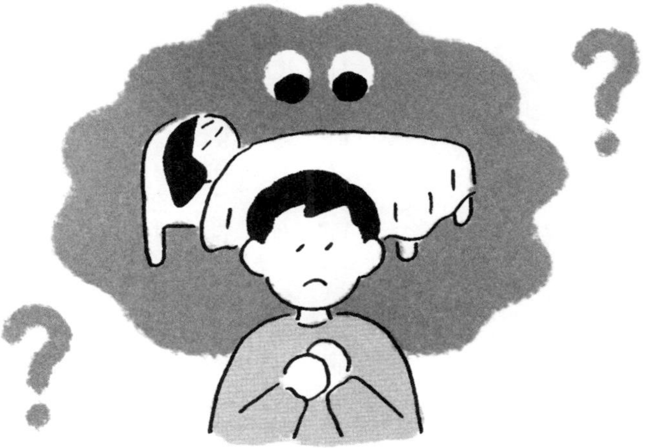

商量。

透過支付部分費用，可以在當事人不在場的情況下，由照顧者向主治醫師諮詢、聆聽意見等，希望你能以積極的態度看待這一點，並善加利用。

家中成員有身心疾病的人，要能找到毫無顧慮的商量對象，實際上也相當有限。許多人會猶豫是否該向周遭的人坦承真相，很容易陷入一個難以發洩怨言、吐露不安的狀況。

為了保持自己身心狀態的平衡，「和主治醫師商量」也是一個方法。只不過，醫師也有保密義務，所以要是病患本人強烈抗拒主治醫師與家屬單獨談話，在主治醫師的判斷下，也有可能拒絕透露某些事情。不論是哪一種個案，要找主治醫師商量時，最好是站在家屬的立場、尋求獲得意見的態度，如「家屬平常應該如何面對病人，該採取什麼樣的應對方式比較好？」而不是以病患為主詞詢問，如「患者現在是什麼樣的情況？」等等。

Q 挑選醫院的重點

究竟應該掛精神科還是身心科，實在搞不清楚。選擇醫院有哪些要注意的重點？

第一次在找身心科醫院時，可能會不知所措。因為坊間有精神科、身心科，讓人疑惑「究竟有什麼差異？」

先說結論，幾乎沒有任何差異。如果以醫學研究來說，或許有一點差異，但一般人可以視作完全相同的機構。醫院原則上都是自由命名，不論是井上精神科、井上身心科、井上身心精神科，都是可以的。

以日本的狀況來說，照理說心理症狀明顯的屬於精神科；身體症狀明顯的屬於心療內科[2]。但實際上一般人對精神科持有負面印象，因此多數傾向掛名心療內科。

日本精神科醫師遠多於心療內科，所以不管選擇哪裡的醫院，基本上看診的都是精神科醫師。因此，不論挑選哪裡的診所或醫院，接受的治療應當都沒有太大的差異。

優先選擇離家最近的醫院

挑選身心科的醫院時，最重要的選擇條件是「離家近」。尤其是抗拒就醫的病患、難以接受身心疾病的患者，建議盡量選擇離家最方便的醫院。你可以選擇距離住家較近的醫院，或是搭電車、公車等交通便利的地方。有些人可能會在意鄰居的眼光，但病人難受的時候，能夠立刻到達醫院比什麼都重要。

並不一定非得要舟車勞頓地跑到其他縣市看診、讓名醫治療才是最好的治療。身心科是不論多麼難受都得親自就醫，有誰會想在痛不欲生的情況下，花好幾個小時的時間去醫院呢？

如果是不想去醫院的人，原本內心就已經對醫院拉開極大的距離，要是醫院位於很遠的地方，去醫院將更加痛苦。崩潰絕望的時候，能輕易前往就醫才是最重要的。

2 文中所提到的心療內科，比較像是德國醫療系統獨有的心身科（Psychosomatics），但台灣沒有這樣的專科。

親自看診才知道醫師合不合適

現在是網路時代，可能有人會透過網路評價尋找醫院，但我們很難得知網路評價是否可靠。同一位醫師，有些患者認為是良醫，有些患者卻覺得是庸醫。尤其身心科的醫病關係極為重要，必須親自去醫院和醫生談過後才知道的事情太多了。

首先篩選的標準是交通方不方便。然後看診三、四個月左右，確定和醫師是否契合，如果怎麼都合不來，不妨考慮換一家醫院。

初次挑選醫院時，不需要過度慎重。不論在哪一家醫院，治療方針都不會有太大的差異。什麼樣的疾病該採取什麼樣的治療方式，都有一定的醫療標準，在日本，基本上從北海道到沖繩，全國都建立了相同的醫療體制。

不過，就如前面說的，要注意醫師與患者是否合拍。即使醫師都使用相同的動作、同樣的遣詞用字，也可能有些病患認為「值得信賴」，有些病患覺得「蹺得令人討厭」。如果實在不喜歡某位醫生導致不願意去醫院，考慮換一家醫院也是個辦法。

這時候，不妨瞭解病患本人希望找什麼樣的醫師。如果完全不清楚什麼樣的醫師才好，那麼不論去哪家醫院都會覺得不順眼，之後也會為了不斷換醫院而疲於奔命，對照顧者也是很大的負擔。至於對病患的要求該滿足到什麼程度，家屬必須一起想出應對方式。並非所有醫生都會說「總之盡量讓患者隨心所欲吧！」但如果患者真的有這樣的期望，最受困擾的還是提供支持的家屬。倘若一起陷入困境，那就本末倒置了，所以必須多加留意。

身心科醫師與諮商心理師並不相同

很多人會把身心科醫師和諮商心理師的工作混為一談，我們身心科醫師其實也有相同的困擾。

基本上治療身心疾病的專業人員是身心科醫師，採用藥物或心理治療。門診的時間再長，大約也只有十分鐘，通常約五、六分鐘。

但諮商心理師則是進行諮商或心理測驗等方式，每次約花費三十分鐘到一個小時，以較長的時間聆聽患者說話。雖然有個案情況的差異，但原則上不給予具體的指示，主要是透過聆聽尋找病患煩惱的原因，協助釐清思緒。與身心科醫師最大的差異是不能使用藥物等治療的行為。

身心科醫師與諮商心理師有明確的分別，然而社會上似乎多半期待身心科醫師能花更長的時間聆聽患者說話、去煩解憂，亦即諮商心理師的功能。實際上，也曾有患者指責「門診只花了十分鐘，敷衍了事！」

或在網站上因同樣的理由給予負評，但這其實是誤解。

希望你明白，如果病人想換一家醫院的理由，是因為「診療時間太短，醫生不願聽我說話」的話，那麼換哪一家醫院都一樣。更何況，一旦更換主治醫師，包括給藥都必須重新評估，又要從頭開始向醫師敘述病情發展的經過，也相當消耗精神。

如果希望專業人士聆聽，與其換醫師，不如找一個好的諮商心理師，還能更快滿足病患的需求。心理諮商的費用不適用保險給付[3]，必須花較多的費用，但能有身心科主治醫師和諮商心理師可以商量，對病患而言應該有正面作用。

如果是規模較大的醫院，也可能設有諮商心理師。萬一沒有的話，若是有精神保健福祉士[4]，也有可能請求代為介紹。精神保健福祉士是協助身心疾病者能安心生活的專家，會為我們介紹自立支援醫療制度與身心障礙手冊等有身心疾病者可運用的制度，也會協助申請手續。

不過，規模較小的診所多半沒有這些資源，在大醫院看診的優點是能享有這些專家的支援。在住院環境較為完備的醫院，基本都會有精神保健福祉士駐診，這也是挑選醫院時的一項考量。

3台灣心理治療健保有給付，但費用非常低（約略只有自費市場價格的八分之一或更低），所以提供相關健保服務的量能非常少。

4日本的社會工作者分為社會福祉士（Certified Social Worker）及精神保健福祉士（Mental Health Social Worker）。兩種資格都必須通得國家考試資格，獲頒證書後才可執業。

專欄 column

診療室的面紙

我深深感受到身心科的診療室是個十分特殊的場所。診療室裡僅有桌椅、電腦，或許會給人十分殺風景的印象，但目的是為了讓患者能專注在治療上，所以會盡可能不在診療室擺設多餘的物品。

從患者的角度來看，這個診療室也是以往從未對別人說過、第一次把內心的痛苦全盤托出的場所。在那一瞬間，原本緊繃的弦斷了，甚至有人淚水狂瀉而出。患者面對的雖然是醫療人員，但畢竟不可能預料到會在陌生人面前哭泣，當淚水止不住時會更加心焦，以致心情無法平靜。

有時雖然並沒有覺得傷心，淚水卻突然急瀉而下，患者也會困惑：「咦？為什麼眼淚流不停？」這是因為過去盡力麻痺自己的感情，觸及深埋在內心深處的記憶時，身體的反應比心理更早反應。

這時候，身心科醫師不知從什麼地方拿出一盒面紙，只是默默地交給患者，不會說「擦一下眼淚」，只是耐心等待患者情緒平靜下來。那些眼淚，傳達出多少痛苦哀傷。另一方面，從默不作聲遞出面紙的行為中，也傳達出醫師能同理患者「我知道你一定很辛苦」。在患者的嗚咽聲中，即使醫病兩人之間沒有任何交談，診療室的面紙也建立起彼此的信賴關係了。

第二章　與罹患身心疾病的家人開始共同生活

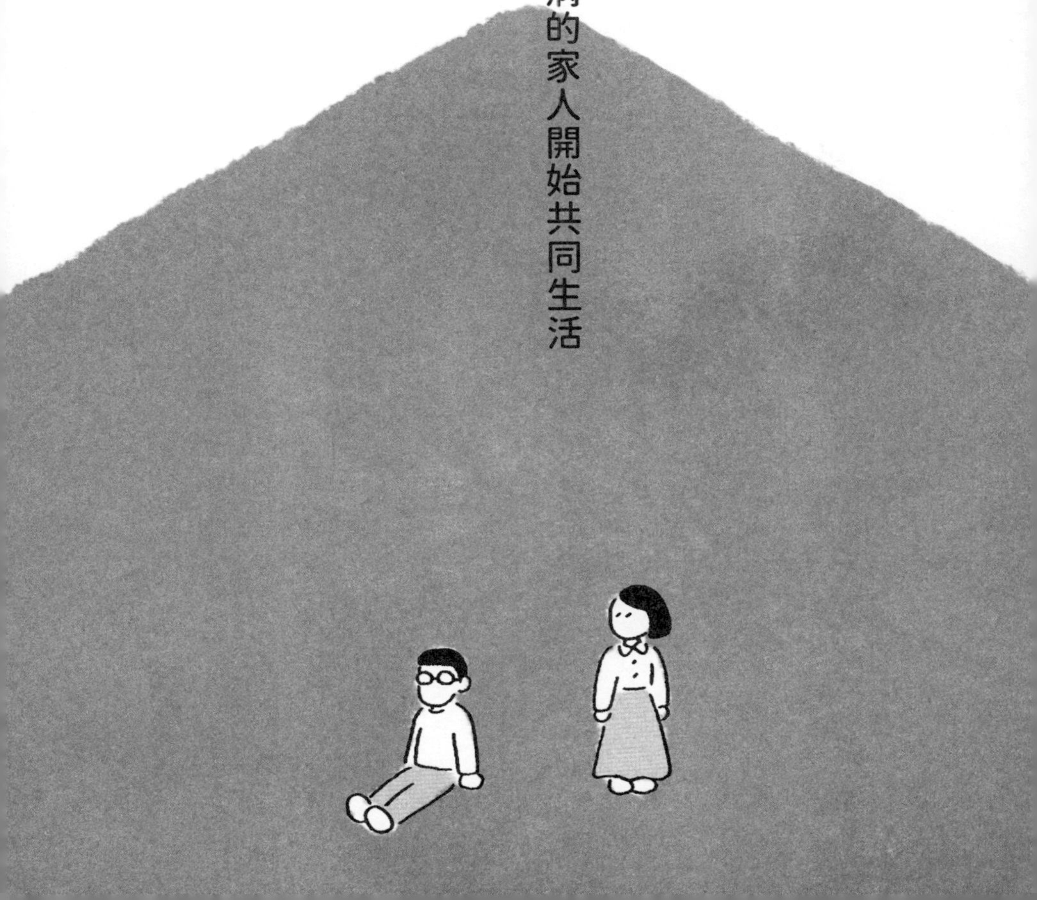

Q 該如何面對患者？

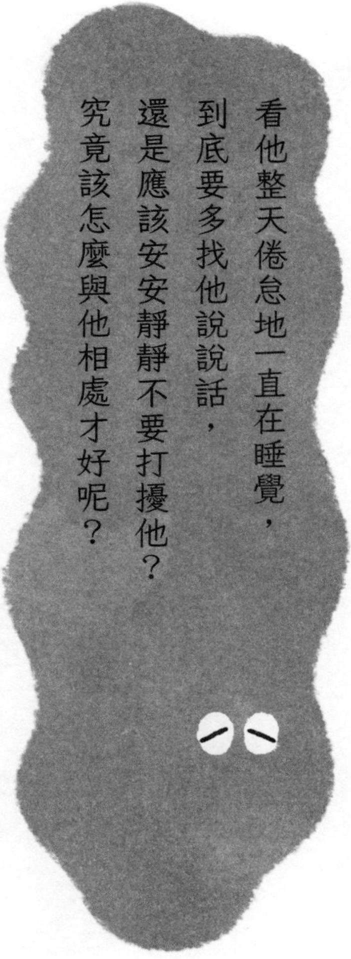

看他整天倦怠地一直在睡覺，
到底要多找他說說話，
還是應該安安靜靜不要打擾他？
究竟該怎麼與他相處才好呢？

當出現憂鬱症狀時，病患處於能量枯竭的狀態。他已經身心俱疲，不論是開口對別人說話或有人跟他說話，他都無力應對。即使只是起床、吃飯這些小事，他都嫌麻煩。就像耗盡電力、螢幕畫面全黑的手機，他什麼都沒辦法做、也不想做。

因此，出現憂鬱症狀的人，有極端避免與他人碰面的傾向，即使是意氣相投的好友、男女朋友，甚至是家屬也一樣。多數情況下，安安靜靜地不去打擾他，才是正確的應對方式。

不過，因為是一家人，總難免會想跟他說話。

「差不多快中午了，是不是要幫他準備飯菜？」、「今天是令人心情舒爽的好天氣，是不是該帶他出門？」、「這陣子生活很不規律，是不是要早點叫他起床？」……你是否會有以上的念頭呢？優先顧慮「病患的期望」而預先採取行動是件好事，對病患也有幫助。然而，通常協助的照顧者，連病患不希望你做的事也會搶先一步去做。

是否過度干涉

我希望家屬注意的是，不要事事搶先，以至於過度干涉。

當病人心想「肚子餓了，差不多想吃飯了」，這種時候幫他準備好飯菜，當然幫了他大忙。但憂鬱症狀出現時，常伴隨食欲下降，就算到了午餐時間，也不一定有想吃的欲望。因為很難受，只想躺著休息，你卻對他說「我幫你準備了午餐。」而病人不得不勉強起床，這對病人只會造成多餘的負擔。

如果精神很好，外出曬曬太陽或許能轉換心情。但出現憂鬱症狀時，光是做出門的準備，就可能把他僅存的一點點精力搾乾，形成反效果。

此外，因為憂鬱症狀而萎靡不振的人，生活作息容易變得不規律。這並不是他怠惰或偷懶，而是太過缺乏精力，只能過這樣的生活，他已經失去了能夠規律生活的能量。

我非常明白你身為家屬，為了受苦的病患，想要為他盡點心力的焦慮心情。不過，一再地問東問西——「要不要試著運動？」、「要不要嘗試早點起床？」、「吃了這個說不定會比較有精神喔！」、「你還好嗎？」……嘗試想讓患者去做什麼，對病人而言，只是在「幫倒忙」。

麻煩的是，多數患者即使心想「根本是在幫倒忙」，卻根本說不出口。他們很清楚自己身體狀況不佳，無法做到平時的表現。不論家事或工作，也有旁人讓自己休息的罪惡感。他很清楚家人是因為掛慮而噓寒問暖，於是就算感到痛苦仍無法說出來。

所以，請你先靜靜地待在他的身邊就好。如果還是想為他做些什麼，在行動之前，必定有件你該做的事。

最好的做法，是詢問當事人期望你做什麼

想為他做點什麼，卻不知道該為他做什麼？既然這樣，就老老實實地問當事人吧！停止胡亂推測，想像著他可能希望自己做什麼，總之先停止「試了再說」的作法，否則只會讓他更疲倦。

你們需要的是對話。聽聽看病患怎麼說，如果花冗長的時間交談、一天問太多次，可能造成他的負擔，不妨一天詢問一次「有沒有什麼想要我先幫你做好的事？」、「有沒有什麼需要我先幫你準備好的東西？」如果病患提出他的請求，就盡可能在能力範圍內答應他。

不過，有件事務必先做好心理準備。

我一再強調，由於出現憂鬱症狀的人精力已幾乎枯竭，身心都感到痛苦，也有不少人連控制情緒都無能為力。很可能你好心好意問是否有能為他做的事，他卻粗魯地回你「你有完沒完！」、「不要管我！」⋯⋯

主動找他談話，他的反應可能會讓你很受傷，務必先做好心理準備，持續「如果不清楚就直接詢問本人」的作法。

因為和病患談話，只得到讓自己受傷的回應，因此有些家庭會避免與病患交談。但若是不跟他談話，就不知道他的心情，要做什麼都只能憑空猜測，結果因為做了病患不希望你做的事，以至於他心情變得更差而導致惡性循環。

就連我們身心科醫生或諮商心理師等聆聽專家，也沒有人能十足自信地說與對方交談絕對不會傷害彼此。與身心病患對話能完全不造成傷害，就是一件這麼困難的事。所以必須先做好可能會受傷的準備，而不要放棄與病患對話。

過度小心翼翼，反而讓彼此更疲憊

家屬過度戒慎恐懼也有可能妨礙彼此的溝通。為了避免刺激病患，家屬字字斟酌、如履薄冰，提防他生氣或不耐煩，反而會把彼此間的氣氛弄得很緊張。

病患也會感受到這樣的情緒。他能感受到你和他說話時刻意的遣詞用字，察覺對話中的生硬不自然，出現憂鬱症狀的人有些地方特別敏感，他們對於不自然的氣氛加倍敏銳。即使家屬只是出於關懷，但思考傾向負面的患者，可能會以為「家人在迴避我」、「他們一定嫌我累贅」。不過，因為過度小心翼翼而產生的家族鴻溝，還是只能靠談話溝通彌平。

當照顧身心疾病患者的家屬如履薄冰時，治療也會變得更加困難，家屬給予協助的方式是否適合患者，或是患者有其他期望，都必須詢問當事人才知道。換句話說，如果放棄設法詢問當事人，就無法找出最恰當的答案。

明明關心病患、想為他做點什麼，對方卻沒有好臉色，對你說「不要管我！」當然會令你感到受傷，下一次要開口跟病患說話，不免令你卻步。即使如此，還是希望你做好可能會受傷的心理準備再去問他。如果你問了他，而病患叫你不要理他，你明白「啊，原來他希望我先不要管他」這樣就夠了。

請你記住，任何事都要先以對話溝通為基礎。

Q

關於生活規律

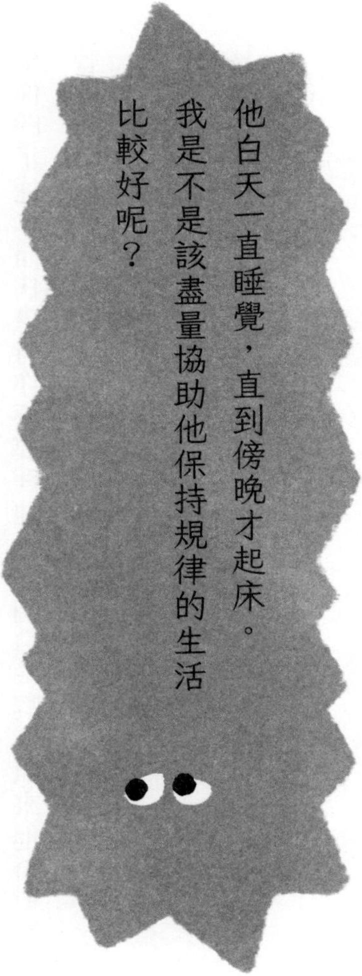

他白天一直睡覺，直到傍晚才起床。我是不是該盡量協助他保持規律的生活比較好呢？

身心健康不佳的患者，出現的症狀有各個不同階段。舉例來說，如果工作及日常生活無法一如往常，而不得不休息靜養的初期階段，就讓他整天無所事事，什麼都不要做才是正確的做法。

說完全順從他的欲望或許有些誇張，但讓他想睡就睡、想吃就吃，你完全不須在意。就算他睡到中午也不必擔心，如果半夜突然想吃洋芋片，就讓他去吃也無所謂。

身心疾病幾乎都是因為壓力造成。而且，讓疲憊的心和腦袋休息，必要的就是以自己的步調，隨心所欲地過生活。如果強迫自己非得早點起床、晚上十點以前必須睡覺、要攝取健康的飲食等，絕對得不到充分休息。何況很多患者原本就為睡不好而痛苦，就連在固定的時間上床睡覺都有困難。

更進一步來說，為憂鬱症而煩惱的病患，許多都是個性較為認真、一板一眼的人，要是事先安排了生活的作息表，但屆時無法執行時，他們會很沮喪。因為他們原本就是生病了，做不到也是理所當然，做不到的事情接二連三，可能使他們更氣餒，有害無益。

另外，因為他們個性很認真，即使對他們說「放鬆一點」，他們也很難做到。許多患者可能會試圖盡可能配合家屬的生活步調，對於作息紊亂、無所事事的生活懷著罪惡感，因此無法做到讓自己盡情放鬆懶散。於是，給予協助的照顧者，最初需要注意的不是讓病人去做什麼，而是讓他們什麼都不要做，輕鬆過日子。

你或許會擔心「真的這樣就夠了嗎？」看到與昔日判若兩人、生活變得懶散的病患，家屬必然會很在意。忍不住會擔心「這樣下去真的好嗎？」但是沒關係，病患的生活規律必然會在某個時機逐漸開始恢復。人類體內有著生理時鐘，因此，即使是最初幾乎整天都在睡覺的病人，隨著病情好轉，生活節奏也會逐漸穩定下來，如同上班族休假時的作息一般。

早上稍微晚點起床、上個網路就中午了，吃過中餐、睡個午覺，吃過晚飯後，玩玩遊戲或看個電視，或無所事事地度過……當生活轉變成這樣時，就代表進入第二階段。

家屬沒有必要刻意配合病人的步調

在最初階段，讓病人盡情放鬆、無所作為都沒關係。不論他幾點睡覺、幾點起床、要吃什麼，他愛做什麼都隨他。

家屬沒有必要勉強配合病人的生活。對家屬而言，因為還處在剛開始照顧病人的階段，可能會坐立不安，不為病人做點什麼就覺得不對勁。「他起床時，必須幫他準備飯菜」、「盡可能要準備有益健康的食物」……家屬像這樣手忙腳亂地配合病人的步調，導致自己身心俱疲，而病人看到疲憊不堪的家屬也感到愧疚。

因為各自用餐的時間不同，即使吃泡麵也沒關係。「肚子餓了，就倒入熱水吃碗泡麵」，把泡麵放在桌上就已經足夠了。洗澡也是，簡單沖個澡也無所謂，就算連著好幾天都穿同一件衣服也不需要小題大作。

你有自己的生活，想必也有自己的工作。如果有孩子，更必須讓孩子過規律的生活。讓病人隨他的喜好懶懶散散也沒關係，但照顧者的你請以自己的步調過日子。說不定當你要出門工作時，因病臥床的伴侶還窩在棉被裡，睡眼惺忪地對你說：「路上小心。」必須兼顧家事、工作，還得照顧病人，有些時候讓你感到疲憊不堪，但這種時候請多寬容他。

兩個人都病倒了就本末倒置了。沒有必要全家都以相同步調生活。無論如何請你以不會成為自身負擔的程度與病人相處。

Q 拒絕服藥時

他似乎沒吃醫院開的藥。
我要求他固定服藥，就起了爭執。

病人不願意去醫院、不吃醫師開的藥……坦白說，這些情況我已經司空見慣。

身為家屬因此擔心，對病患說：「要去醫院看病！」、「要固定服藥！」病人卻感到不悅而起衝突，這些都是常發生的狀況。雖然不想與病人吵架，但總不能默不作聲。

如果是初期的適應障礙，有時候即使不勉強就診、不吃醫師開的藥方，只要遠離壓力來源、在家休息靜養，心情就能平靜，精神狀態也能改善。如果很確定是工作或人際關係造成壓力，更應該離開造成壓力的場所，保持心情平靜的狀態。這樣的話，不至於演變成不惜與病人吵架，也勉強他去就診的地步。在一個月左右期間內，睜一隻眼閉一隻眼也是一個方式。

當然，「不吃藥就會導致病情惡化」的狀況則另當別論，而且這在身心疾病中並不是少數案例。也就是說，憂鬱症、雙相情緒障礙症、思覺失調症等大多數身心疾病，並不適用於這種情況。這類疾病若停止就醫或不服用處方藥，顯然都很有可能使病情惡化。

實際上確實有很多患者因此症狀變得更嚴重。

一旦如此，身為家屬的你，只能耐著性子持續說服病患。不過，正因為是一家人，即使你對他說「最好去醫院就診」、「最好按時服藥」，他也未必會照著做。同樣一句話，他們願意聆聽第三方說，可是從家屬口中說出卻容易引起反彈。如果想盡辦法他都不願意聽，不妨先和主治醫師商量，告知病人不願意去醫院也不吃藥的狀況。視病人或病情個別情況，有些比較嚴重的狀況，在主治醫師同意下，可以使用液體或粉末狀的藥物加入病人的飲食中，以協助治療。

很多家屬對於瞞著病人讓他服藥會懷有罪惡感，雖然很令人為難，但若是病人不服藥，病情可能會更加惡化。病人更痛苦的話，家屬如何判斷將有極大的影響。照顧身心疾病的人就是這麼辛苦的一件事，家屬該如何抉擇，必須事先做好心理準備。

服藥不會立即有效果

說到患者不願意服藥的原因，主要是因為無法立即見效。以抗憂鬱劑來說，大約需要四週的時間，才能讓病患本人感受到服藥效果。

但相對的，藥物的副作用如噁心、想睡、嚴重便祕等卻會立刻出現。這不免讓病人覺得「吃藥根本沒用，還一堆副作用」，因而導致不想服藥。當然，醫師在開藥時一定會說明：「吃了藥不會立刻見效，可能會有一些副作用，但副作會慢慢減輕，大約一個月就會消失。請耐心持續服藥。」但實際上還是有很多患者服藥後感到不適。此外，由於治療身心疾病的藥物會對大腦產生影響，所以也有一些病患因而對藥產生恐懼。

一旦吃了藥，就表示承認自己有身心疾病，對於原本就不想去看身心科的人，當然會抗拒吃藥。

家屬或許會感到不可思議，「既然希望康復，為什麼連吃個藥都不肯呢？」但是對於患者本人來說並非易事。請你在剛開始的一、兩個月，理解患者對藥物的排斥感，同時表達「我很擔心你」的心情，鼓勵他繼續就醫服藥。

如果想換藥物，不必顧慮，儘管跟主治醫師商量

雖然希望患者能盡可能持續服藥，但要是副作用強到病患無法承受時，務必跟主治醫師商量。身心科的藥物，選擇性比你想像中來得多。沒有任何一位醫師會因為患者說「副作用太強，請幫我換其他的藥」而感到不高興。醫師通常會表示：「那就試試看其他藥吧！」

事實上，開出的處方不合適而改開其他藥方的情況，對醫師來說是家常便飯。希望病患不必顧慮，儘管提出要求。站在醫師的立場，如果病患能主動告知服用的藥物不合適，等於是幫了一個大忙。如果病人因為不想吃藥而偷偷丟棄藥物，或是因而不來醫院，就會錯失幫助病患的

機會。

要是病患對服藥存有負面想法，可以對他說：「聽說如果藥不適合，可以請醫師幫你換藥喔！」或是「要不要再跟醫師商量看看？」尤其是憂鬱症患者本身的思考能力會變得遲鈍，平時可想而知的道理，他們卻常常想不到。這時候照顧者若能從旁提醒「也有這樣的想法」、「也可以從這個角度去看事情」，或許能讓情況好轉。

此外，要是懷疑患者究竟有沒有吃藥，可以由家屬保管藥物，由照顧者管理，比當事人回報是否吃藥來得更可靠。病人治療需要服藥，照顧者也可以減輕一些擔憂，不失為一個好方法。

Q 病人表示想轉院時

想換一家醫院、想換個治療方式。這樣不會有問題嗎？

身心疾病的治療有它的順序。先接受基本的治療，似乎沒效果時，再嘗試其次的治療方式。如果跳過這樣的順序，未必有良好成效。

不過，也有患者一開始就提出「希望採用 rTMS 治療（重覆經顱磁刺激術）」。

TMS 治療，或者說是 rTMS 治療，指的是「重覆性跨顱磁刺激」。這個治療方式是透過在大腦的特定區域施加磁刺激，讓腦部恢復正常運作的一種嶄新的治療方式，可以有效減輕憂鬱症狀。據說副作用較小，所以似乎有不少患者很感興趣。這個治療方式若是符合某些條件，或許有機會獲得保險理賠，但因為條件嚴格，絕大部分的情況下都必須自費。價格高昂，約需幾十萬的日幣。

那麼，要如何才能符合保險理賠範圍[5]呢？舉其中一個條件來說，就是「藥物治療無效」。藥物治療無效時，才會考慮以 rTMS 等其他方式來治療。這是基本的治療流程，也證明了治療必按照一定的順序。

然而，就如我前面說過，討厭服藥治療的病人很多，所以會想要跳過吃藥，採取其他方法。有些人甚至會想嘗試毫無科學證據且無法確認效果的民俗療法。

身心疾病的治療曠日廢時，本來就已經很花錢了，如果病患本人原先是家庭的經濟來源，可能連生活都因此變得拮据，再加上昂貴的治療費用，很可能導致家庭的經濟面臨困境。

先確保「錢從哪裡來」

遇到堅持要採取高額治療的頑固病患，就算家屬反對，連主治醫師也說服不了時，不妨好好和當事人商量「費用要從哪裡撥出來？」最好事先訂好規則，不另外挪用家裡平時的開銷，而是患者本人的零用錢或

5目前 rTMS 在台灣有難治型憂鬱症的適應症，但健保不給付，需完全自費。

存款中支付，以免日後衍生更大的問題。如果不先劃清界限，財務上馬馬虎虎，日後可能會被牽扯進去，導致生活一團糟。可以確定的是，將會花掉一大筆錢。

此外，許多療法對某些疾病的效果仍不明確，也有不少療法只是被大肆宣傳，因此建議在選擇治療方式時要謹慎考慮。

Q 可以陪家人就診嗎？

雖然有定期就診，
但從醫院回來只說「沒問題」……
我可以陪他去看門診嗎？

家屬想必會十分在意，病人究竟在醫院接受什麼樣的檢查？其實很多人都誤會了，多數的身心科門診，一個病人的門診時間大約只有十分鐘，基本上都是在極短暫的時間裡決定治療方針。可能是因為受電視劇或漫畫影響，很多人以為醫師會花半小時左右聆聽病人傾訴，但事實並非如此。

如果在看診時，病人說：「沒問題。」醫生也只能相信他，身心科醫師並不是測謊專家，信任病人所說的話是一大原則。如果明顯和以往的模樣不同，或是格外沮喪，又或是變得特別愛講話，或許還會察覺「有點奇怪」，否則主要還是只能從與患者間的對話來判斷。因此，如果能從家屬口中瞭解病人平時在家的狀況，對主治醫師來說是十分貴重的資訊，絕對有助於治療。雖然不見得需要每次陪同，但三次當中若能陪同一次病人就診，不論對患者或對主治醫師而言都會很有幫助。

陪同需徵求當事人同意

原則上陪同就醫需要患者本人的同意，如果當事人不願意，主治醫師也不能強迫。所以請事先徵求當事人同意。倘若患者不同意，可以考慮我在第一章介紹的方法，雖然必須額外付費，但即使當事人不在，也可以和主治醫師商量。

不過，請你務必先瞭解，醫師難以回答「病患說了什麼」這類涉及隱私的問題。就算是家屬，醫師也不能洩露病患個人的治療內容，無論如何都是個人隱私，不能在當事人不在場的情況下透露。

你可以提供主治醫師病患在家中的情況，如「他晚上似乎都睡不著，可以開藥給他嗎？」或是「他這樣日夜顛倒的生活作息已持續一段時間了，可以告訴我治療方針是什麼嗎？」醫師或許就能根據這些資訊，在不違反保密原則的前提下，提供家屬如何應對病患的建議。

在診療病人的過程中，從照顧者所提供的訊息，也能讓醫師多少掌握病人的實際狀況。曾有某個實際的案例，患者在門診時開朗地說：「已經沒事了。」但實際聽了家屬的描述，才知道病患揮霍無度地購買昂貴物品，或是夜裡完全不睡覺在家走來走去，明顯出現了躁症。

記錄「日常作息」

如果和主治醫師見面時，能記錄病患的每日作息至少一星期左右，對治療會很有幫助。有時家屬憂慮地表示「他的作息完全日夜顛倒」，但進一步探究之下，其實不過是一星期當中有一、兩次的狀況。究竟是一週五天，還是一週一天，如果沒有確切的資訊，也難以明確診斷。

今天早上五點上床睡覺、中午起床胃口很好，吃了很多飯，但昨天早上起床完全沒吃，到了傍晚整個人都懶洋洋的。病人每天的日常作息不一樣是十分常見的狀況。因此不是只記錄一天，而是盡可能讓醫生知道長期的狀況，更容易做出正確判斷，所以請務必留下記錄。

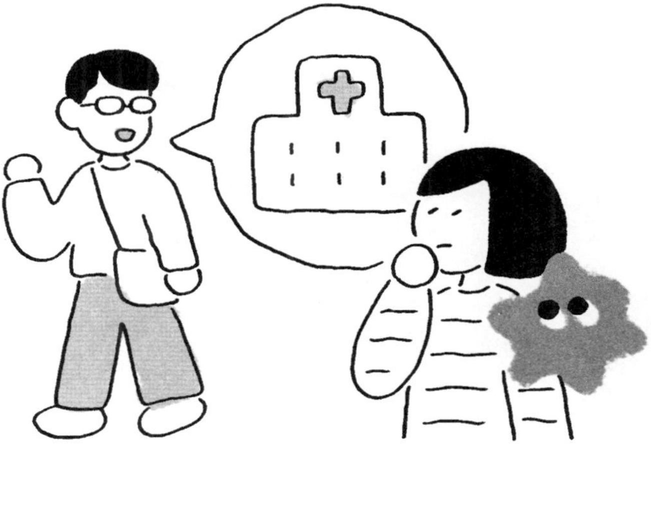

Q

可以讓他做家事嗎？

因為不清楚什麼事會對病人造成負擔，所以都沒叫他做任何事。適合讓病人做家事嗎？

身心疾病的治療，尤其是為了回歸社會，其實非常需要體力。當心情穩定到某個程度，不再坐立不安，讓憂慮或心情低落的情況緩解固然重要，但為了恢復過去的日常生活，相對應的體力是不可或缺的。

這就是前面提到因應身心疾病治療的階段性，可以說這是進入第二階段的時期。擺脫懶散的生活、作息開始逐漸恢復正常，看起來似乎有康復的跡象，這時可以試著請病人幫忙做些簡單的家務，作為恢復他們失去的體力的第一步，這是一個非常有效的策略。

為了讓病人的生活作息逐漸恢復正常，不論對病患本人或照顧的家屬來說，都是很辛苦的時期。這和「悠閒無所事事就可以」的時期不同，而是要讓患者盡可能早上起來曬太陽，白天也多少動一動身體比較好。換句話說，這個階段必須逐漸增加病人的每日活動量。藉由這樣的做法，讓他慢慢習慣所謂的「日常」。

「既然生活作息已調整回來，去散步一個小時如何？」、「為了讓體力恢復，要不要開始做點運動呢？」如果提出這些建議，對病人而言負擔太大且太快了。即使說是康復，也還沒回到原本的狀態，不可能一、兩天就完全步上軌道。身心疾病的狀況通常必須一再重複「前進兩步，退一步」的情況。

如果太急而導致失敗，病人會很沮喪。因為體力與精神都很脆弱，所以會立刻感到疲憊不堪。當不如預期時，也會擔心病情是否惡化。在這樣的狀況下，為了讓病人恢復體力，做一點家事剛剛好。

反過來說，連家事都做不了的人，你不可能告訴他「可以去上班了。」連打掃浴室都感到吃力的人，要他通勤上下班都十分困難。家事正好是可以用來測量恢復狀態的指標。

分配在家中角色的重要性

要病人分擔家事的重點，不是「今天可以幫我洗碗嗎？」這類單次的請求。而是像「以後晾好的衣服可以由你來收嗎？」這類長期持續的工作。除了有著能讓病人逐漸恢復體力的原始目的，也有讓病人負起家中任務的好處。

就如我一再說的，連維持正常生活作息都做不到的病人，非常在意給家屬添麻煩這件事。因此，就算只是微不足道的事，只要能幫得上家人的忙，對他們而言都是一種救贖。短時間可以完成的小事就行，一開始先設定好病人做事的規則。

以較輕鬆的家務來說，例如每天確認有沒有郵件，或是把晾好的衣服拿進屋內等；如果行有餘力，甚至可以拜託他把衣服摺好，或是洗碗盤。如果要拜託他打掃，可以先鎖定只打掃浴室等單一場所。

希望你注意的是，一開始先不追求完美。可能有些日子精神狀況並不好，憂鬱症等身心疾病的變化在一天中也會起起伏伏，生理節奏有時早上狀況很差，到了傍晚就好轉了。

觀察他們日常的狀況。例如，若是知道他們早上起床要去拿取信件有困難，但傍晚去拿晚報就沒問題的話，在他們可以做到的範圍拜託他們協助家事。如果拜託他們做的家事都可以做到，再逐漸增加他們的家務負擔，設法讓他們逐漸恢復體力。

Q 回歸社會的道路

先生留職停薪三個月後，
看起來稍微恢復了一點精神，
我想差不多該是回去上班的時候了，
但我該怎麼鼓勵他才好呢？

身心疾病患者回到公司或學校的時機，究竟什麼時候、以什麼樣的方式才適當，首先一定要參考主治醫師的意見。

即使每天一起生活的家屬認為「差不多可以回去上班了」，醫師也不一定同意。醫師就專業角度看過更多「可以重返職場」與「還無法重返職場」的人，具有更精準的判斷力，能夠看出在什麼樣的情況之下，病人可以復職。這些都只能從經驗得知，就像熟悉市場行情的人，能夠預測股票漲跌一樣。醫師比家屬的感覺更準確，請信任醫師，聆聽他們的專業判斷。

先讓他們培養體力吧！

有時即使在家可以正常作息，一旦開始通勤上下班，光是搭電車到公司就疲憊不堪。而且八個小時都得坐在座位上，需要耗費很大的體力。如果是需要接待客人或跑外務的工作，就會更加疲憊。

如果無法確定身心都處於穩定狀態、做好萬全準備，復職後兩、三個禮拜又沒辦法上班的情況也十分常見，這樣反而就毫無意義了。不要操之過急，重要的是確實做好身心的準備。

首先，嘗試為他們製造一個開始的契機。適合的時機是克服無精打采、任何事都提不起勁的第一階段，要進入第二階段之際。這個階段非常艱難，對病人而言也十分煎熬，絕對不能少了家屬的支持。

就如前面所提到的，拜託病患做一些收取信件等簡單的家務。邀請他「一起去買東西吧！」或是請他幫忙洗衣服、碗盤等，找他一起散步也是個不錯的選擇，總之增加他的活動量十分重要。在心態上，要記得這些無論如何都是訓練期，只要達成預期目標的一半，就已經是很大的進步了。一旦病人看起來很吃力，千萬不要勉強他們。邀請他們購物或散步，兩次當中有一次答應同行已經足夠了。

當病人有足夠的體力，能在不勉強的情況下完成家務或一起散步，就可以嘗試模擬上班來運用時間，也就是進行演練。

試著搭乘電車，例如前往與公司同方向的圖書館等等可以在那裡靜靜坐著休息的地方。一開始先待兩個小時左右，坐著看看書，了解一下自己恢復的狀況。

最後是在實際上下班的時間，搭乘平時通勤的電車，先嘗試一次搭到上班地點，在公司附近的咖啡廳休息片刻後回家。如果能進行到這個程度，就代表重返工作崗位出現了曙光。但即便有成功的經驗，貿然直接復職是危險的。

當事人對於復職很消極時怎麼辦？

不論從家屬的角度，或是主治醫師的判斷，都認為差不多可以復職上班，但患者本人卻抗拒著表示「還沒辦法」。竭盡心力協助的家屬或許會擔憂「會不會已染上怠惰的習慣？」但多數情況只是因為病患欠缺自信。病患擔心「要是復職不久，就立刻復發病倒怎麼辦？」因此復職的意願低落，難以跨出第一步。

他欠缺的只是自信，所以一有機會就提醒他：「在我看來，你已經好很多了喲！」另外，也請你協助他，讓他能累積打理家務、搭電車出門、搭車到公司附近等實際經驗，並盡可能從旁以他實際做到的事情鼓勵他「那件事你不是做到了嗎？這件事也做到了呀！」或許他做到的只是輕易的家務，又或是在住家附近散步個幾分鐘，但在邁向復職最煎熬的時期，他依然鞭笞著疲憊不堪的身體而努力是無庸置疑的事實。

「你非常努力耶！」能夠認同當事人的努力，病患本人一定會很高興。請從旁協助他累積能做到的事務，重拾自信。

先確認好「復職的條件」

當出現復職的可能性時，接著該思考的是「該以什麼樣的形式回到工作崗位呢？」

一開始先習慣短時間工作，或是完全恢復昔日的工作型態，各家公司可能有不同的規定。換句話說，有些公司可能規定必須恢復到能夠一週五天完整工作再回來上班，而有些公司則會規定若是不先習慣短時間出勤，就還不能復職。

各家公司的規範形形色色，主治醫師並沒有權利對公司說：「照這個規定，病人無法復職，請修改你們的做法。」所以，最好事先向公司確認清楚。

若公司規定一週必須上滿五天班才能復職，即使拿出主治醫師寫有「如果一週先只上兩天班就能復職」的診斷書，公司的答覆恐怕還是「無法讓他復職。」

如果公司有職醫進駐的話，不僅主治醫師，在職醫的同意下復職的情況也很常見。主治醫師可能無法掌握病患工作的時間及內容，但相對的，職醫某種程度上可以掌握病患在公司從事什麼樣的工作？人際關係

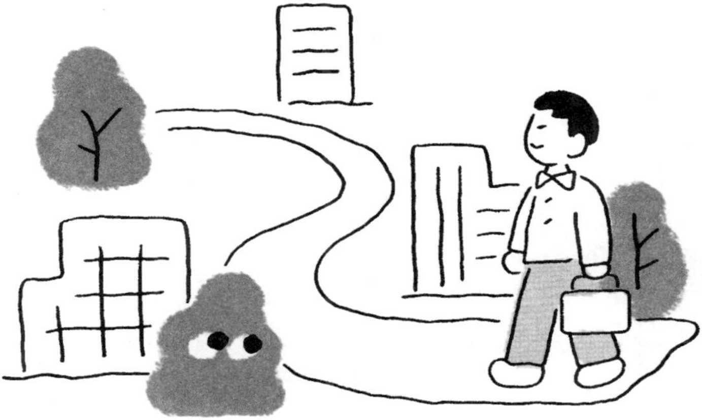

如何？

職醫能夠針對工作提出建設性的建議，如：「一星期上五天班確實有困難吧」、「長時間待在辦公室的文書工作可能還是很吃力」等調整適合病患的工作型態，不妨多參考他們的判斷。

Q

缺乏防範復發的概念

家人回歸職場後，似乎卯足全力，
甚至沒有充分休息的樣子。
因為他認為「已經痊癒了」，所以也沒回診。
我擔心要是他再次病倒的話，該怎麼辦？

雖然依不同的身心疾病而有差異，但以憂鬱症來說，在痊癒後一年半到兩年期間，復發的機率相當高。即使已經不必再服藥治療，也不能因此放心。

多數患者因為不必再服藥就不去醫院，但我建議至少在半年期間，每隔兩、三個月一次也沒關係，最好還是要去醫院。

所有身心疾病復發的可能性都很高，只要稍微感到不對勁，立刻就能找醫師商量、調整狀況極為重要。即使不必服藥也固定看診，也能預約下次幾個月後看診，萬一臨時發生什麼狀況，都能立刻協助病患是極為重要的。

很多醫院一旦距離前一次看診的時間有數月的空窗期，就把病患視為初診，這麼一來，萬一臨時需要看診時就難以掛號。有可能即使身心狀態很差也未必能立刻看診。間隔多久會變成初診，請事先確認各家醫院對於多久未就診會被視為初診的規定。

重回職場或學校，不必再服藥時，家屬也會因為病人恢復正常作息而安心。但就如同我一再強調的，因為有復發的風險，所以不要大意。或許病人會嫌你囉唆，但提醒病人繼續回診極為重要。讓病人知道你對他的關懷，拜託他「因為我很擔心又會復發，所以請你先預約好下一次的門診。」

不要輕易聽信病人說的「已經沒事了」，若是病人願意持續回診，以言語肯定這個事實，不妨直接告知病人「你平時都很努力回診，真是太好了」、「你定期回診，讓人很放心」等，給予鼓勵及肯定。

即使復職，也不要努力過頭

多數併發憂鬱症狀的，都是個性極為認真的人。另外，也有許多人是在工作或學業表現優異的人士。這樣的人回歸職場或學校時，往往會為了追上之前落後的進度而全力以赴。

所以必須踩住剎車，避免努力過了頭。

如果是有臨場健康服務醫護人員進駐的公司，通常醫師能協助針對復職的員工踩住剎車。例如剛開始禁止加班，必須依規定時間上下班的限制，若第一個月能按照規定上班，第二個月開始加班最多一天一個小時、一個月最多二十小時等限制。原則上這些復職工作限制最多三個月。如果復職四個月後仍需限制工作內容，可能代表復職過早、患者尚未完全康復，有必要重新考慮應對措施。

如果沒有臨場健康服務醫護人員進駐的公司，這個「踩剎車」的任務就只能由家屬承擔。有些公司可能因為人手不足，只顧著「能復職就好」不斷地給病人增加工作量。因此，請家屬多關懷當事人的狀況，適時調整工作時間，防止復發。在復發率相當高的兩年內，再次申請留職停薪的情況多得令人驚訝，所以即使復職也不能因而安心，必須仔細觀察病人的狀況。晚上是否睡得安穩？情緒是否喜怒無常？食量有沒有變化？會不會過度勉強自己？很多狀況只有身旁的家屬才能發現，如果察覺異樣，請你建議病人盡早就醫。

專欄 column

來自恩師的提問

「身為身心科醫師，你最初為病人所做的事情是什麼？」

剛成為身心科醫師之際，我的恩師曾經這麼問我。當我啞口無言時，恩師提示了一個具體的情境要我想像。

「外面下著傾盆大雨，你拿著一把雨傘。如果你的面前出現一個已經全身濕透，站在雨中哭泣的人，你會怎麼幫他？」

恐怕多數人都是回答「把傘借給他」或是「要他過來一起撐傘」。我的回答也相同。當然，如果是短期能解決的問題，這或許是個好方法。然而，站在身心科醫師的立場，必須和眼前正在哭泣的人長期並肩前行。因此，最重要的是讓對方信任自己，願意相信你遞出的傘是安全並且可以安心依靠的，所以連呼吸節奏也要配合對方。

「如果是身心科醫師，應該先丟掉或藏起手中的傘，和對方一起淋得濕漉漉的。先和對方處在同樣風吹雨打的狀態下，感同身受對方的煩惱及痛苦。」恩師的這句話，至今依然是我的支柱。

這裡的「傘」，指的是解決問題的知識或協助資源。對於正在受苦的人，即使是正確的方針，突然地遞出你的傘，對他說「吃這個藥就會好」或「這麼做就會痊癒」，無法真正傳達你的心意。這也是本書想要表達的主題，尤其是剛開始來看診的病人家屬常會說：「我們不像醫師有專業知識，不知道該怎麼與病人相處……」

這把「傘」是雙面刃，最重要的還是先從感受站在雨中的滋味開始。

第三章　陷入困境時

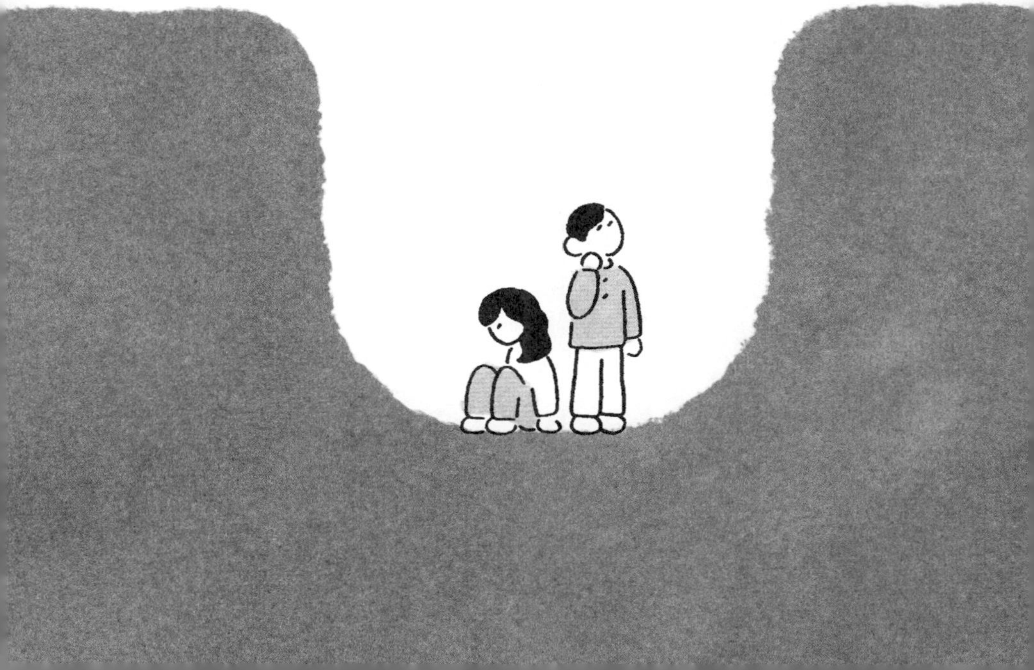

Q 擅自判斷拒絕他人協助

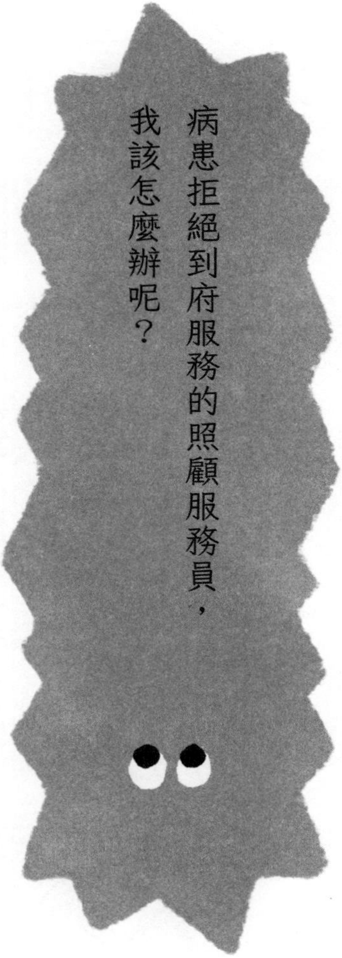

病患拒絕到府服務的照顧服務員，
我該怎麼辦呢？

在回答這個答案以前，先請教一個問題，你是否知道「身心科的照顧服務員」制度？

在日本，若家人罹患老人痴呆症或有身障人士，可申請照服員協助的長照制度或許廣為人知，但針對身心疾病患者的照服員服務（台灣為「精神科居家治療」），似乎很少人知道。由具有護理師、身心科社工師、職能治療師等資格的人，到有身心疾病患者的家中拜訪，根據患者的症狀或困擾程度提供護理服務。

他們能協助確認健康狀態、確認是否服藥、聆聽患者的煩惱或不安及應對方式。若是因為憂鬱症狀嚴重而什麼都沒辦法做時，也可以協助指導簡單的家務。通常單次家訪的時間大約半小時，次數因應患者的狀況，有可能一星期一次，甚至一星期數次。

申請身心科照服員家訪的條件並沒有想像中嚴苛。很多患者或家屬，雖然知道有身心科照服員的制度，卻誤以為「我家應該不符資格吧？」而未嘗試申請。事實上，只要是在身心科看診的人，都適用這個制度，即使和家屬同住，也不會因而被排除資格。

不過，由於需要主治醫師的判斷及指示，因此若希望申請身心科照服員，請先向醫師洽詢。

照服員與主治醫師的資訊共享

申請身心科照服員協助的優點，是家中能有位第三者身分的心理疾病專家共同參與。

以服藥來說，如果每一次都由家屬叮囑有無服藥，多數患者會不耐煩而生氣，容易導致家庭氣氛不和諧。畢竟家人之間的關係較為複雜，容易使得家屬的處境艱難。不過，同一件事若由醫療專業人員來做，病患可能會一改態度，老實地向專業人員報告，能大為減輕照顧者的負擔。

當你不清楚如何照顧或是不知如何與病患相處時，也可以和身心科照服員商量。不僅患者本人，對於不得不照顧病人而身心俱疲的家屬而言，光是有一個可靠的聆聽對象，也能感到安心許多。而且，因為是遵從醫囑而指派，所以家訪的結果也會告知主治醫師，例如藥被丟掉沒有服用、飲酒量增加、房間零亂等，這些光靠門診無法得知的居家狀況，對於治療有極大幫助。

身心科照服也適用於日本的各種健康保險，基本上必須自行負擔三成費用，並依家訪頻率、居服員的資格或人數有所不同，單次家訪的個人負擔平均約為一千到三千日圓。

其他的公費負擔醫療制度，例如運用自立支援醫療制度（參考一五九頁），可以將負擔減輕到一成。若是要申請身心科照服員，請事先確實查詢相關資訊。

如果病患本人無意接受，就難以持續

身心科家訪制度協助如此之大，但不知為什麼依然有病患拒絕運用這項服務。只有患者本人才知道原因，請直接與當事人溝通。

實際也曾發生過家屬外出工作期間，安排身心科照服員家訪，但患者卻擅自將照服員趕走的案例。遇到這種情況，確實會讓人憤怒與無奈，心想：「怎麼會這樣！」對特地來家訪的照服員做出如此失禮的行為，擔心照服員不願再次家訪、這次的費用該如何計算等等，光想到這些問題，確實會令人一個頭兩個大。

但是，患者本人必然有他拒絕的原因，所以先克制你的怒氣，試著問他：「為什麼拒絕家訪呢？可以告訴我原因嗎？」說不定他是因為覺得和負責的照服員合不來，畢竟是人與人之間的問題，難免有投不投緣的狀況。若是如此，可以嘗試要求更換照服員，或是找其他居家照服中心等解決方案。

有些病患拒絕的理由，是因為無法接受陌生人來家裡，還進入自己的房間，隨意動自己的物品等。只要其他人不在家，照服員到訪時，他們甚至拒絕開門，讓照顧者束手無策。這麼一來，只好放棄照服員的協助，無法徹底讓病患按時服藥，可能導致病情惡化，也中斷了能提供給主治醫師有助於治療的資訊，這些都是潛在的風險。

雖說可以採取讓病患無法拒絕的對策，例如盡可能讓照服員在家中有人時到訪等等方法，但若是病患本人無意接受，長期下來這些方法恐怕難以持續。

如果病患目前的症狀讓他單獨在家會令你放不下心，而病患又拒絕照服員到府照顧，或許有必要考慮讓他住院。

Q

住院的判斷標準

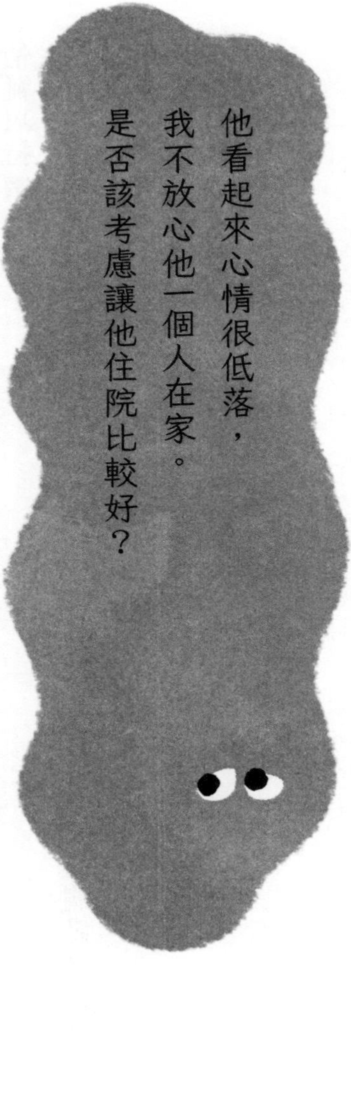

他看起來心情很低落，
我不放心他一個人在家。
是否該考慮讓他住院比較好？

你對於身心病患住院抱持著什麼樣的印象呢？

或許你聯想到的，是精神錯亂的病患被強制送入醫院，關進一個上鎖的房間。一般人可能認為一旦住院就無法輕易出院、從此與正常生活脫節……但其實這些都是刻板的負面印象。

實際上，身心科住院環境更加輕鬆自由。

並非所有住院的精神病患都病情嚴重，病患不一定要等到症狀惡化才住院，也可以選擇在症狀尚輕微時，就接受住院治療。住院的身心病患未必都是強制入院（例如醫療緊急安置或法院裁定入院）。也可以基於病人意願選擇住院。

不需要把住院想得過度嚴重，如果忍耐到極限，結果病症惡化到患者精神錯亂的地步，反而需要花費更長的治療時間。

雖然以輕鬆的心情看待或許有點奇怪，但在症狀尚未進展到嚴重程度時，基本上可以抱著「希望好好休息」、「因為心情沮喪，希望有人陪伴」的想法，提出住院的要求。這可以視為一種喘息服務（respite care／為了休息而住院），獲得暫時的休息與支持。

推薦喘息服務住院的情況

舉例來說，當母親罹患身心疾病，同時還必須照顧年幼孩子的情況下，想按照自己的步調十分困難。母親需要配合孩子的作息，覺得難受時也無法立即躺下來休息，因為無法完全放下家務和育兒責任，以致精神狀態每況愈下。

這時候，不妨把家務和照顧孩子的工作暫時交給另一半或老家的雙親，選擇喘息服務入院。透過住院，和家人隔離二、三個月[6]的時間，讓身心得到充分的休息。

在剛開始治療的階段，一旦發現因為家事或工作無法在家充分休息，盡早考慮喘息服務住院，也是一個不錯的選擇。

所謂喘息住院，可說是在症狀即將惡化前入院休息的方法。因為一旦症狀惡化，要康復就必須耗費相當長的時間。如果能在惡化前入院，病患不需要因為工作或家事而忙碌，能待在一個專注讓身心康復的健全環境。即使症狀還沒到極為嚴重也能住院，這是治療的一個選項。

「再這麼下去，我的精神狀況會愈來愈糟，請讓我住院。」相信沒有任何一個醫師會無視這樣的求救訊號。

6台灣大部分醫院急性精神科病房的住院天數為三至七周，病況較不穩定或難治者才會到二至三個月。

自行尋找能夠住院的醫院

那麼，當患者考慮住院，或家人打算讓病患住院時，首先該怎麼做才好呢？

一般人可能認為，只要和主治醫師商量，請醫師推薦口碑良好的醫院，或是透過醫師轉介等，能夠順利入院的方法應該不少。但實情並非如此。

原則上，病患及家屬都必須自行處理才行，首先要找到願意承接病患的醫院。但是一般人通常都缺乏這類的資訊，也未必知道住家附近有哪些身心科醫院，所以先和主治醫師商量確實是一個可行的方式。主治醫師應該可以提供一些醫院選項。但醫師所能做的就只到這裡為止，實際上必須直接和醫院聯繫的，是病患或家屬的工作。

決定要住院的醫院後，請主治醫師開立正式的全民健保轉診單，轉到有住院服務的醫療院所門診就診。再由新就診的門診醫師，與病人以及照顧者討論是否安排住院。若決定要住院，會開立住院許可證（不用額外的費用）與安排病床。

從考慮住院到實際住院的過程中，必須積極行動的是病患家屬。主治醫師不可能主動安排[7]，也不會由醫院代為辦理一切手續。

建議在知道罹患身心疾病時，就先瞭解萬一需要住院，有哪些選項。這麼一來，一旦必須住院，就能進行得較為順利。

7 目前台灣的精神衛生法規定，當病人呈現出與現實脫節之精神狀態，致不能處理自己事務時，可由身心科專科醫師診斷認定為嚴重病人。當嚴重病人有傷害他人或自己、或是有傷害之風險，可以由指定的精神醫療機構申請強制住院治療。

Q 應對輕生的念頭

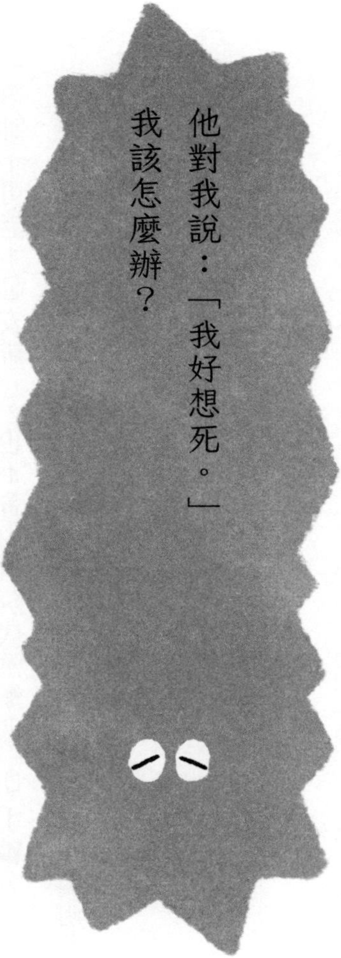

他對我說：「我好想死。」
我該怎麼辦？

當病人對你說：「我真想死了算了。」請你回答他：「謝謝你告訴我」、「謝謝你告訴我這麼難以啟齒的事」、「謝謝你鼓起勇氣告訴我」。

聽到病人說想死，家人必然感到震驚，或許腦袋會因此一片空白、全身冷汗直流，可能聲音也會顫抖。也許內心真正想說的是：「別說什麼想死。」請你務必要忍耐，對於鼓起勇氣說出他想死的病患，先表達感謝他願意告訴你的心情。

我們身心科醫師也會以同樣的方式來應對。對別人說出自己想死的念頭需要很大的勇氣，身心俱疲的病患，幾近肝腸寸斷地告訴你他不想活了，你應該先對這件事表達感謝。

「你怎麼可以死！」這句話極可能造成反效果。對於這個階段的病人而言，死，是解決現在痛苦、僅存的一線希望。相較於服藥、睡覺，死，是最輕鬆的一個方法，所以他會說想死。這時家屬或醫師若是告訴他：「你不可以死！」對患者而言，形同對他說：「你別想因為痛苦就選擇逃避！」如果連逃避的選擇都被阻斷了，他將因此被逼到絕境。

「想死」意指「痛苦到想死的程度」

當患者說出「想死」這句話，深層的涵義其實是「現在痛苦到厭世的程度」。

對於他這樣的痛苦，不要先去評論是好是壞，而是單純地接納。在感謝他告訴你想死的念頭以後，接著對他說的話，不以病患為主詞，而是以自己為主詞，例如——不說「你不能死」，重要的是告訴他「我不希望你死掉，我會因此很難過」、「只要你活著，我就很幸福了」這種做法，稱為「我訊息」（以「我」為主詞的訊息）。

告訴病患你的想法之後，實際上要做的就是陪在他身邊。當病患對你說他痛不欲生的時候，你能陪他多久的時間，將是一件非常重要的事。

只不過，有時候你可能因為工作或家庭，很難一直陪伴他。這時必須讓病患知道你在精神層面與他同在，例如：「不論什麼時候，我都會聽你說。」你可以頻繁地與他保持聯繫，事先準備好只要患者跟你聯絡，你都能立刻應對的情況，在可能的範圍內給予陪伴。

此外，家中可能用於自殺的物品，要徹底收起來。菜刀、美工刀、剪刀、刮鬍刀等利刃，或是領帶、緞帶、腰帶、繩子等細長條狀物品也要藏好。陽台必須上鎖，可能的話，最好要上雙重鎖。

若是讓病患自行保管藥品，也會有一次大量服用藥物自殺的風險，請盡量由家屬妥善保管。

當然，等到下次回診時也務必告知主治醫師這種狀況，若是情況很緊急，就電話聯絡，盡可能把門診時間調整到近日，並陪伴患者就醫，再根據主治醫師判斷，考慮是否住院。

絕對不能做的事情

對於表示「想死」的患者，有件絕對不能做的事。那就是不要催促他「轉換一下心情」。

絕對不要邀請他——「去旅行一下轉換心情吧！」、「不妨聽聽音樂怎麼樣？」、「回老家探望很久沒碰面的父母如何？」

這些話都表現出你並不瞭解病患痛苦到想死的心情，他們會因為自己痛苦並未被真正接納而感受到強烈的孤獨。

他們內心明白，家人說這些話並沒有惡意。儘管他們每天給家人添麻煩，家人依然出於關懷才會說這些話。因此病患也會努力，竭盡他們最後一絲力氣答應你的提議。

雖然結果如何因人而異，但多數病患的情況，是家屬希望他們轉換心情而特地邀約，卻變成病患本人一點也不開心時，反而產生罪惡感。

這種「應該要開心，卻一點都開心不起來」的壓力，使得痛苦雪上加霜。

請你正眼面對病患恨不得一死百了的心情。我很明白你想避開視線，但若不希望病患尋死，你只能正眼面對。絕對不要以轉移話題的方式，去說或去做「我們來想一些其他能開心的事情吧」這類的言行。

如果你不知道該說什麼，也不曉得該為他做什麼，靜靜陪在他身邊就夠了。不必勉強沒話找話聊。只需待在他身邊，讓他知道，當他想找人傾訴時，你願意隨時聆聽，這也就足夠了。能夠讓病患最安心的，莫過於當他想傾訴他的痛苦時，有人願意傾聽，永遠給予支持。

唯一能做到的只是待他身邊這件事或許會令你產生無力感，但請你要忍耐。對於一個「想死」的人而言，身邊任何想要為他做什麼的心情，都很可能造成他的負擔。

Q

防範自殺

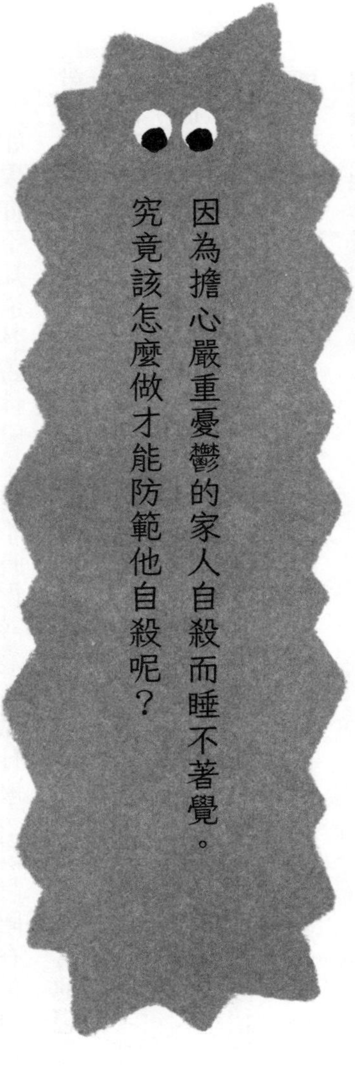

因為擔心嚴重憂鬱的家人自殺而睡不著覺。究竟該怎麼做才能防範他自殺呢？

我們不可能完全控制他人的行動。雖然很令人難過，但我們並沒有可以完美防止自殺的方法。即使身為身心科醫師，也有力不從心的時候。

要判斷病患的一言一行，哪些可能和自殺的衝動有關，是一件非常困難的事。

在思考自殺危險性時，我們醫師首先會確認的，是病患有多少自殺的危險因子。例如過去是否曾有自殺未遂的病史等，是極為重要的資訊。其次，必須確認身邊的人，也就是近親或朋友、熟人是否有人曾自殺，如果周遭曾有人自殺，危險程度將大為提高。

性別也是一個因素，根據統計顯示，男性自殺者人數占了七成，遠多於女性，而自殺未遂者則是女性較多；年齡也是另一個判斷重點。年齡愈大，自殺率愈高。年輕人自殺會被新聞媒體大肆報導，但整體來看，還是中高齡男性的自殺者最多。

另外，也必須確認最近身邊有無生離死別等失落體驗的事情發生。親近的人去世，可說是失落體驗的代表事項。家人、親戚、寵物的死亡，都會造成心靈陰影；離婚也是一大因素。

由於生病而失去工作，或是因為賭博而失去龐大金錢等，這一類經濟上蒙受巨大損失的情況也符合失落體驗；此外還有因訴訟問題而失去金錢、名譽受損等因素。

這些重點，都有助於確認患者的「想死」一詞的嚴重程度。

看穿自殺的訊號極為困難

當患者企圖自殺時，家人難免懊惱「難道當時沒有自殺的警訊嗎？」、「說不定當時那個狀況就是自殺的徵兆。」

然而，要找出這些煩惱的答案極為困難，我們無法確定究竟什麼才是自殺的訊號。真要說的話，若是患者的言行和平時有所不同，不可否認那可能就是自殺的警訊。

說起來，「有別於平時的行為」多數都只是細微的變化。雖說家人能做的就是守護病人，竭盡全力不要錯失這些變化。然而，所謂的徵兆，通常都是事後才察覺，因此家屬沒有必要自責為什麼當時沒注意到。

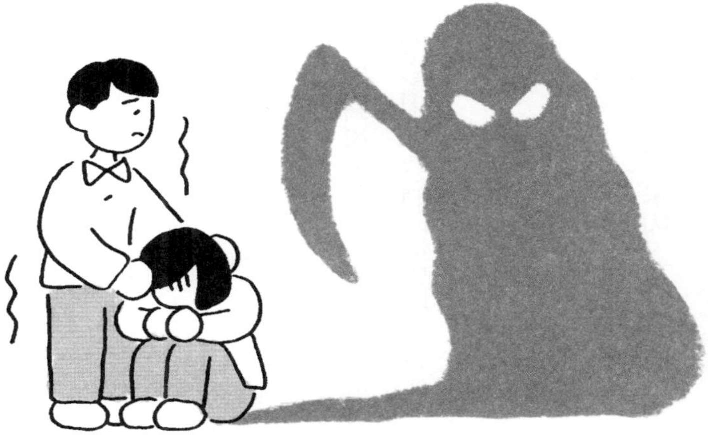

典型的自殺訊號有幾項，我想介紹其中幾個狀況以供參考。舉例來說，患者開始著手清理身邊的事物，例如突然整理重要的物品、把向來珍惜的東西轉送給他人、歸還一直借了未還的物品、開始將房間整理得特別乾淨等。

情緒不穩定也是其中一個訊號。突然就眼眶泛淚、莫名地焦慮煩躁、突然暴怒，或是飲酒量增加、態度變得自暴自棄等，都是常見的變化。一旦喪失活下去的力氣，對自己的一切變得無所謂，如前方有腳踏車快撞上來，也完全不閃躲等等行為。

另外還有開口說出有關自殺的事情、購買繩索等進行事前準備，或是事先前往月台勘察等等行為。這些都是事後才發現的情形，可以說是難以察覺的訊號。

當事後諸葛放馬後砲誰都會。如果真的明顯有異樣，平時協助的家屬不可能對患者置之不理。反過來說，自殺的訊號就是一些細微、不易察覺的事項。我們能做的，只能多注意觀察而已。

要是發生自殺未遂的狀況

病患差一點從陽台一躍而下，或是打算服下大量藥物之際，幸好及時阻止了。但如果因為他看起來已經平靜下來而放下心來，還為時過早。

一旦發生自殺未遂的狀況，原則上就要考慮住院治療。即使看似平靜下來的樣子，依然處於非常危險的狀態，如果在這時候鬆懈，發生事後懊悔不及事件的可能性很高，所以請盡可能讓他住院。

前面也說過，住院前有許多準備事項及手續，要花很多時間，這些都要家屬去處理才行。然而，如果病狀已進展到自殺未遂，情況自然另當別論，請立刻與主治醫師聯絡。

就算是半夜，也建議要就醫，不是平時門診的醫師也沒關係，日本全國各縣市都設有「夜間假日精神科急救醫療機構服務窗口[8]」，請逕行聯絡窗口。你可以網路搜尋聯絡電話，基本上深夜也有人接聽電話，但各縣市規定不同，建議事前先確認。只要打電話，就能轉接到當天值班的醫院，直接看診。

已發生自殺未遂的狀況時，可以叫救護車前往醫院。獨自開車載病患前往醫院很危險，因為病患很可能在你開車途中跳車。

如果無論如何只能和病患一起前往，請利用計程車。在車子行進間，可以坐在病患身旁確實抓好他。如果可以的話，最好能在兩個人的陪伴下，讓病患坐在中間，三人並排坐在後座是最好的。我們身心科醫師在移送病患時，絕對不會讓病患坐在靠門的一側。

一旦病患出現自殺的衝動，請不要輕忽大意，盡可能安排讓他住院。

8 台灣衛福部於二〇二〇年開始設置二十四小時「精神醫療緊急處置線上諮詢專線 049-2551010」，由精神醫學專業人員提供全國警察、消防救護、警衛、社工、公共衛生與醫療人員等即時專業電話諮詢，協助疑似精神疾病個案緊急護送就醫之諮詢評估。

Q 當家人說謊、不守約定時

前陣子約好一起出門卻不守約定，孩子都很沮喪。甚至對日常一些微不足道的事也說謊，讓我非常在意而擔心。

撒謊、不守承諾……這令人遺憾的情況經常發生在身心病患者身上。其中一個原因，是因為他們的精力、記憶力都比較差。

多數患者都希望不要再給家人添麻煩，因此他們會勉強答應約定。

尤其是心愛的孩子提出「下週日帶我去遊樂園」這類要求，就更難拒絕。然而，即使答應了孩子，到了當天，他們卻可能因為精神狀況不佳，身體根本無力行動，結果爽約。

由於判斷力變得遲鈍，即使當下身體狀況還不錯，當家人提出「週末去走走吧！」的邀約時，他難以思考屆時身體是否依然能保持良好狀態，便先承諾「好啊！」結果到了週末，他因為精神狀況不佳而無法出門。與患者約定時，最好要有他們可能不會兌現承諾的心理準備。

我們醫師也是如此，原本預約三週後回診的患者，可能變成四週後，甚至是五週後才來。但我們並不會質問患者「為什麼沒來」，即使問了，恐怕也只會得到「因為不舒服所以沒來」的回答。既然他已經來醫院了，一再追問也沒有意義。

家庭情況也是相同的，當患者說謊或不守約定的時候，只要心靈的傷害不是太嚴重，不妨抱著寬容的態度，讓事情過去，不要追究。

最好不要抱著過高的期待，認為「說不定這次他能信守承諾」、「這回應該不會騙我們了吧」。對於患者所說的話最好先打個五折，才不會在他無法守約時，心裡太過受傷；相反的，當他能信守承諾時，更能發自內心感到喜悅。

當問題是處於「躁」的狀態時

只不過，有時候不能說一句「這也沒辦法」就算了，那就是患者處於「躁」的狀態時。

處於「躁」的狀態，患者會變得高度衝動。例如沒跟任何人商量，就擅自貸款買車；明明已婚，卻還對異性糾纏不休，甚至明顯酗酒而失去理性、口吐暴言、暴力相向等。簡單來說，就是可能引發麻煩糾紛。

即便是一家人，對於處在躁狀態的患者心懷抗拒也是人之常情，很多人可能會糾結著究竟該如何應對。

如果這種嚴重的情況沒有減緩的跡象，可能必須考慮住院治療。要是認為還不至於到入院的程度，可以先和患者訂立規則。例如：「下次再惹出同樣的麻煩，我們就找醫師商量是否住院治療」、「下次你再買根本不需要的物品，錢就由我來負責管理」……先具體假設若出現哪些狀況，只要他發生哪些行為就怎麼處理的規則。建議根據病情嚴重程度，要是患者不守承諾，盡量安排住院治療。

支持協助的家屬，如果不守住這一道防線，有時候會導致半放棄的心態，認為「因為他生病了，所以無可奈何」，患者本身也將因為失控而使得事情一發不可收拾。到頭來受影響、疲於奔命的還是家屬。

即使患者生病，協助的家屬如果抱著只要凡事忍耐就好而姑息縱容，很快就會讓問題陷入困境。家屬不應該為了提供照顧協助，而犧牲個人的生活與健康。

就這層意義而言，藉由事先訂立規則，在症狀惡化之際，更容易下決心入院治療。為了屆時以此作為住院的依據，請善用家人間訂立的規範。

身心俱疲的人，往往難以顧及他人

社會上多數述說憂鬱症患者及家人間的故事，總是描繪身心俱疲的患者及全心奉獻的家人溫馨感人的畫面。

然而現實中，患者以暴力嚴重攻擊家人，或是冷嘲熱諷對家人酸言酸語等情景，則鮮少被提及。

因為憂鬱而力不從心的病人，常出現責備家屬、怨天尤人、摔東西出氣等狀況。若家屬事先毫無心理準備，多數都會感到震驚。

一般人對於有憂鬱症狀者的印象，多半認為他們筋疲力盡，什麼也做不了。但就如我一再重複的，他們處於沒有精力的狀態，雖然有時候他們疲憊不堪，但並非全是如此。由於他們連忍耐的精力也喪失，所以很容易因為稍有令他們厭煩、不愉快的事情，立即變得不悅。雖然他們明知家人沒有錯，卻無法克制怒氣或煩躁的情緒，把矛頭轉向家屬。

由於和情緒煩躁的人共同生活，照顧者也變得焦慮，處於緊張狀態。家庭中的氣氛變差。必須長期在這樣的氣氛中照顧病患，也是家屬需要面對的現實。

你不可能永遠保持耐心，有些時候你也會無法溫柔以待。當你已經因為照顧患者而筋疲力竭時，就不要再逞強偽裝自己的情緒。

Q 提出不合理的要求時

他睡不著或不安時，不管日夜，都要我當他的談話對象。說實話，我也有必須要做的工作，不可能總是陪著他。

常有人說，當家中有人罹患身心疾病，而家人還能保持和諧平靜，是因為照顧者的忍耐與努力才成立的。

病患光是放在自己身上的精力就竭盡所能，沒有顧及對方的閒暇，所以不講理的言行舉止也會增加。就像是他們說謊、不守承諾一樣，欠缺忍耐的精力。患者本人理智上也明白自己的言行舉止很不講理，但他們無法控制自己。

家屬必須理解這個狀況，理智判斷「不講理」也是其中的一個症狀。話雖如此，也不需要答應所有不合理的要求。

先把預定計畫和狀況告訴患者，表現出「願意在可能範圍聆聽」的態度。或事先約定平日生活中固定的「場合」，例如晚餐後的一個小時邊喝茶邊聊等，也很有效果。

如果讓他予取予求，可能導致過度「依賴」

即使只是短暫照顧患者的人，他們很容易過度依賴照顧者。以對家人的狀況來說，你可能一整晚都要聽他傾訴煩惱，萬一是二十四小時都在一起，他可能任何大大小小的事情都拜託你代勞，要求彷彿永無止境，必然會對你隔天的工作、生活造成困擾。

當這樣的情況不僅持續一天，而是之後的日日夜夜都被不合理地要求時，日積月累的身心疲勞將會讓你犧牲自己的時間，連身體健康也會受影響，你將難以持續長期的照顧。

就算是家人，也必須與病人劃清界線。

究竟是患者本身的問題，或是和自己相關的問題，必須分開考量，視必要情況也有可能需要以冷淡的態度應對。

雖然一般社會上對於照顧者的印象，都是體貼、有韌性，但現實生活光只有這樣無法長久照顧病人，照顧者必須以自己的生活及工作為優先，有餘力再應對病人即可。

Q

受病患譴責時

女兒因為自我傷害而正在接受身心科治療。
她經常沒來由地暴怒，
責怪我「都是媽媽的錯，我才會生病」。
我該怎麼回應才好呢？

雖然不知道是因為是什麼樣的背景下導致身心疾病，但照顧者和病患是親子關係時，病患把攻擊的矛頭指向家長，可說是司空見慣。

但即使說很常見，孩子指責家長「我會生病都是媽媽害的！」、「都是爸爸的錯，才害我生病！」身為家長，心裡肯定不好受。如果一天到晚被這麼說，可能開始會認為確實是自己有錯。

基本上，看待這個狀況的方式，請抱著「病患說這些話是因為身心失能導致」的思考態度。失去忍耐能力的兒女無法控制自己，理所當然遷怒到容易發洩怒氣的對象。

我們身為醫師，經常會聽到病人說些不講道理的話，基本上不論病人說什麼都不會反駁，病患可能也心知肚明，所以容易把醫師當作遷怒對象吧！

我並不是要求協助的家屬應如同專業醫師般採取相同的應對方式。要不要接受患者莫名的遷怒，必須視自己是否有包容的餘裕，請你視當時的狀況而定。

「這也是一種症狀，無可奈何，現在就讓我先當他的出氣包吧」、「讓他發洩發洩，或許他就能氣消了」……如果你擁有這樣的餘裕，能夠同理患者的心情，請原諒他的遷怒，協助他讓鬱悶的心情一掃而空。

沒有必要完全接納病患遷怒

但是，你也不可能永遠當他的出氣包。

當你筋疲力盡時，也會心浮氣躁。你可能忍不住想說，都已經如此竭心盡力、費時耗神支持他，為什麼還要被他責罵？

當照顧者被逼到走投無路、內心沮喪挫折時，家人的生活亂成一團，病人的症狀也每況愈下，絕對不是一件好事。

主治醫師無論怎麼被針對，面對病患就是我們的工作，所以不會逃避。但如果站在家屬立場，適度逃避是沒關係的。倘若覺得快要撐不下去、瀕臨崩潰，就減少照顧病患的頻率或時間，重點是盡可能減少接觸。

如果對方說了些無理取鬧的話，不妨先讓他發洩一下。如果你像鬥牛士那樣輕巧地閃躲並保持冷靜，反而會讓對方更加惱怒，攻擊也會變得更加激烈。試著預先設定一個時間，例如十到十五分鐘，在這段時間內默默忍受，並且裝作認真傾聽對方的謾罵。這時絕對不能做的事情，是一本正經地跟他講道理。病患這時說的話都是感情用事，你若口頭反擊，駁倒他絕非難事。然而，就算你駁倒他，讓他無話可說，即使你在當下覺得心情舒暢，但長遠來看絕非好事。患者只會累積更多鬱悶和憤怒，身心根本無法得到休息。

當你很想講道理反駁的時候，請先暫時離開現場。你可以說：「我正在忙抽不開身，等一下再聽你說」、「我接下來必須出門一趟。我們明天再說吧！」先找個藉口離開家裡，給彼此一些冷靜的時間，也是一個好方法。

將想說的話隱忍下來，先離開。雖然這種情況讓你很難受，但這時你必須忍耐。

讓病人知道「我很擔心你」

如果你實在難以忍耐，想說句什麼，那就不要講道理，而是從其他角度來選擇措詞。在患者能承受的範圍內，稍微刺激一下患者的罪惡感，或許是個不錯的溝通方式。

請試著告訴家人：「就算是我有錯，我也努力竭盡所能了」、「即使是我的錯，我是真心希望你能夠好起來。」雖然這個做法有點狡猾，但患者也不是百分之百相信自己說的辯解理由正確。雖然認為不應該遷怒家人，卻又控制不住自己的惡劣行為。

讓患者感到有些心痛：「我竟然讓家人說出這樣的話」，瞭解家屬的心情，如何選擇適當措詞極為重要。

在這種情況下，重要的是先接納他的不講理，稍微忍耐接納，再採取下一步措施。這個順序不能顛倒。

家屬有必要做好心理準備，看開一點，你暫時會成為患者的出氣筒。然而，並不是要你一味忍耐，重要的是設定時間或空間的界限，並判斷何時該抽身。

基本上，身心疾病患者的治療必須歷經漫長時間，更進一步來說，照顧者身心都保有餘裕，是患者痊癒不可或缺的條件。若為了患者著想而過度忍耐，就長遠眼光來看，反而對患者不利。

希望患者能認知到這件事——任何人被惡言惡語攻擊，都會感到很受傷。此外，即使照顧者不斷告訴自己「那是因為疾病的緣故」，也請不要忽視自己內心因為提供協助而受到傷害的事實。

Q 應對言語和肢體暴力

丈夫確定罹患憂鬱症後，酗酒的情況更加嚴重。他極度煩躁時會摔東西出氣，甚至大發雷霆。當我試圖勸他盡量不要喝酒時，他卻暴力相向，簡直判若兩人。我應該繼續跟他一起生活嗎？

前面已經多次提到，家屬在支持心靈受創的人時，需要先做好心理準備。尤其在病患症狀惡化，出現口吐惡言、暴力相向的情況時，這樣的「心理準備」更加重要。

惡言與暴力相向——即使是因為生病的緣故，也是不能跨越的底線。當跨越這條底線時，該怎麼做？家屬必須事先有所覺悟，確實做好心理準備。

我在上一篇提到對於患者不講理的言行，因為無可奈何，希望家屬在某個程度上能接納包容，但原則上絕不容許惡言與暴力相向的行為。雖然謾罵或暴力攻擊可能是因為生病的緣故，但這絕對不該縱容，必須強烈制止患者這樣的行為。

避免一對一的應對

不過，要制服一個施暴者並不容易。不論病人是男性或女性，由男性應對暴力更能降低受傷的危險性。單純從力量強弱的觀點來看，男性還是比女性更占優勢。

雖然一時突然暴怒、瞬間暴力相向的行為是一大問題，但更需要慎重處理的，是頻繁而持續的暴力。這種情況必須極力避免與患者一對一的相處。

然而，只有婚姻伴侶兩人共同生活，或丈夫生病而家中只有妻子和年幼的兒女時，只能被迫採取一對一應對的情況，究竟該怎麼辦呢？

解決方法極為有限。

要是日常的暴力行為極為嚴重，制止也無法控制時，即使對方是家人，也應該報警處理。報警能有效遏止患者的行為，而且需要警察支援或公權力介入時，留下報警記錄在後續的處理上也十分重要。

或許你會顧慮家人間的情分，考慮到他是因為罹患身心疾病，報警會令你十分痛苦，你也可能在意其他人的閒言閒語。但在對方已經暴力相向的階段，你優先要思考的是自身安全，包括自己在內，守護其他家人免於成為暴力的受害者，比什麼都重要。

患有身心疾病的人，有時會改變性格。原本個性溫柔的人，也有可能開始變得暴力。因此有必要先做好心理準備，有朝一日或許需要借助警察的力量。

保留「離開」的選項

萬一家中有年幼的孩子，讓孩子看到你隱忍、縱容暴力，可以說是精神虐待。就算只是看到雙親之間激烈的爭吵，也會成為孩子嚴重的創傷。施加暴力的人無疑是加害者，但如果選擇默默承受，結果也是在孩子心靈烙印深刻傷痕的幫兇。就這層意義而言，沉默地忍耐暴力並非好事。為了家人，必須有下定決心，跨出一步的覺悟。

不是容忍暴力，而是毅然決然地拒絕暴力。若是毫無作為，事態只會惡化下去。不但症狀會惡化，家人之間的情感也會因而生出齟齬，家裡將不再是一個可以安心居住的地方。

如果認為無法再共同生活時，不要感情用事，最好事先做好必須與患者分開的心理準備。為了屆時能順利分開，必要的資金及避難所，都要提前做好準備。如果是日常頻繁的暴力，可以透過「家暴諮商＋」等家暴防治協助機構[9]，尋求專業人士的協助。

「離開」一詞，指的不僅是報警，假如患者本人還能勉強應付日常生活，家屬也可以選擇自行離開家裡。此外，讓病患住院，保持空間距離也是一種離開的方式。

9台灣目前的家庭暴力求助管道，可撥打二十四小時保護專線「113」進行諮詢與通報，或逕洽各地方政府家庭暴力及性侵害防治中心尋求協助。防治中心皆配置社工人員協助被害人，提供庇護安置、法律協助、醫療補助、經濟扶助、心理諮商輔導或就業輔導等服務（資料來源：衛福部）。

只不過，出現言語或肢體暴力的病患，十之八九都很抗拒住院。如果希望他住院，可能必須集結數名男性親友，強行讓他上汽車或救護車，將他送到醫院。這樣的景象，看在家屬眼裡想必十分痛苦，是一件令人傷心的事。然而，為守護自己及孩子的生命安全，有時只能選擇這個方法。雖然煎熬，卻是不得已的事。

也許你會產生極大的罪惡感，或者會後悔是否在事態變得如此嚴重前有更多可以做的事，不過，當暴力已經發生，在自己或家人因暴力而受害前，分開是正確的選擇。這個做法並不是要你對患者棄而不顧，是為了一家人有朝一日能再如往常一樣正常生活，現在稍微拉開距離，才是最佳的解決方式。

順便一提，「分開」雖然是為了保障身家安全的有效選擇，但不論採取哪一種方法，都必須耗費龐大的費用。住院、搬家、生活用品等，都是沉重的經濟負擔。

儘管如此，有時還是不得不採取離開的措施。既然已經決定現在就是離開的時機，那麼無論花費多少金錢、耗費多少精力，都要帶著覺悟去面對。

第二篇

照顧自己的心靈

第一章　照顧者須知

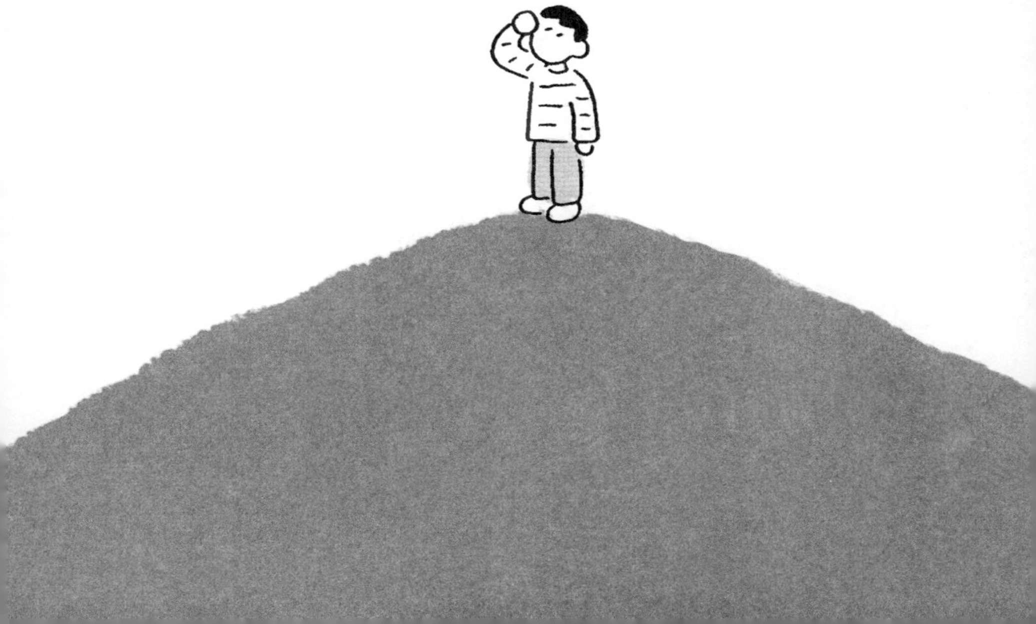

Q

最低限度該注意的事項

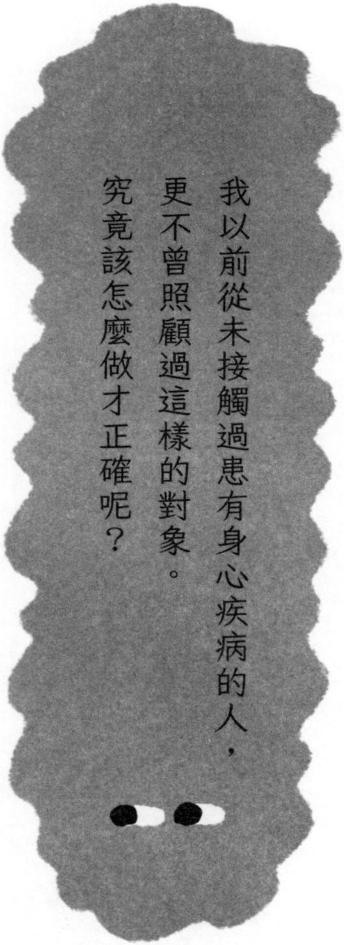
我以前從未接觸過患有身心疾病的人，
更不曾照顧過這樣的對象。
究竟該怎麼做才正確呢？

與患有身心疾病的人接觸時，該做好什麼樣的心理準備，讓照顧者非常煩惱。

我希望協助支持患者的家屬，基本有一個要遵守的界限——不要去鼓勵患者，而只是單純陪伴。盡可能在日常生活中，減少所有會造成患者負擔的事項。

我們的社會普遍認為給予溫柔、溫暖、陪伴與守護，就是理想的應對方式，在某種程度上，這樣的應對方式確實沒有錯。就如我前面說的，現實生活中是否能徹底完成理想中的做法，實在很困難。因此，只要在能力範圍做到就夠了。「不要逞強」是照顧者的重要原則，請在這個原則下守護病人。

然而，身心疾病麻煩的地方，在於家屬必須比病患本人更瞭解病症並接受現實。許多病患無法完全接受罹病的事實，家屬千萬不要受到影響。病患要恢復健康，最重要的是不能缺少家屬的理解與支持。家屬對於這個疾病、醫院必須事先搜集資訊，代替病患先盡可能去做能力所及的事。

絕對不能做的事

若是行有餘力，你或許就能接納他們罹病的事實，並給予陪伴。然而，在經年累月與疾病奮戰的過程中，有時會因為疲憊、不安而沒有多餘的心力照顧病人。這也是無可奈何的事。即使沒有餘力關懷照顧病人，有件事絕對不能做——那就是不要向病患抱怨訴苦。

「不要整天躺著，身體要動一動」、「都因為你，我有多痛苦，你知道嗎？」、「偶爾不能幫我做點家事嗎？」這些話在心裡想想還無所謂，但千萬不要直接對病患說出口。不論你有多麼痛苦，都不應該對病患本人抱怨，請務必守住這條底線。

如果只是在內心抱怨，要吐多少苦水都沒關係。向病患以外的人傾訴也無所謂，但絕對要避免這些怨言直接或間接傳到病患耳中。

假如面對病患，實在忍不住想抱怨，就乾脆暫時與患者分開。只要病情並未嚴重惡化，讓病患單獨在家一、兩個小時也無妨。請你務必珍惜能讓自己獨處、讓心情平靜下來的片刻；或是讓自己擁有專屬時間，專注投入於某件事情的時光；又或者是與病患以外的人相處，閒話家常的時刻。

你沒有必要把百分之百的力氣，完全用來面對病患。依照自己有多少餘裕，有些日子稍微理性冷靜地面對患者，或是把事情先放一邊，讓自己喘口氣。如果待在患者身旁會讓你忍不住想開口責備他，保持距離才是為了彼此著想。

如果想抱怨的言論已經累積到極限，尋找一個可以讓你發洩傾訴的場所也很重要。若是沒有可以仰賴的親戚、好友，也可以利用心理諮商服務，或是找各縣市設置的精神科社會福利機構洽詢，又或是定期看診的醫院有舉辦家屬座談等活動時，不妨參加看看。

只需有人傾聽心聲，就能逐漸恢復心靈的平靜。照顧病患時，別忘了也要照顧好自己。尤其是家屬在剛得知病情時，很容易過度投入而卯足全力，千萬要注意避免一開始衝刺過度。

Q　對未來的不安

我聽說身心疾病要徹底痊癒十分困難。很擔心今後是否能重返工作崗位，恢復昔日的生活。

最初聽到病患告知「醫生說我是『憂鬱症』」時，家屬通常都會心想：「既然如此，我一定要為了家人全力給予支持。」

然而，身心疾病的治療是一場長期抗戰。

療養所需要的時間比一般人印象中更長，不是一、兩個月，一般而言可能要歷經好幾個月，甚至好幾年。根據個人症狀差異，有些人甚至必須歷經數十年與疾病奮戰的生活。這是身心疾病的一個特徵，也是令人畏懼的一面。

如果不知道這個特點，以為「再長頂多一、兩個月」，從一開始就火力全開、全速衝刺，中途必然會後繼無力。

不是追求根治，而是緩解

包括憂鬱症在內的身心疾病，要「完全根治」極為困難，極少有身心科醫師會判定「已經完全痊癒」，實際上的目標是「緩解」狀態。

所謂緩解，指的是即使必須服藥，但可以過著日常生活，而未出現妨礙的症狀。讓這個狀態盡量長期持續，是身心科醫師的一個目標。家屬也不妨以保持「緩解」狀態，作為今後可能將長期與疾病對抗的初步目標。

也許你會疑惑「服藥也沒關係嗎？」但你關注的重點，應該是對日常生活有沒有重大影響。維持「緩解」狀態並不容易，三個月期間無所事事，卻完全看不出好轉跡象，這就是身心疾病要面對的現實。

再經歷半年左右，以為稍微好轉了，生活節奏依然無法恢復，似乎也無法工作的狀態時，想必你一定會擔心「今後究竟會變成怎麼樣？」、「完全看不到未來」。而且，即使耗費了漫長的時光，病狀總算緩解了，依然會憂慮「會不會復發？」

這些擔憂，至少要好幾年才能消退。

我想表達的是，一旦曾有過身心疾病的問題，這些相關的憂慮就難以完全地煙消雲散。

與其擔心憂慮不會消失，不如接受它

不論怎麼費盡心思企圖擺脫，不安依然如影隨形。身心疾病的治療無法預測，難以看到終點線的位置。

整天躺著，連起床都有困難的人，有時能透過更換藥物而順利恢復健康；有些病患即使沒有特別做什麼，只要充分休息就能好轉；也有人沒有明確的原因，卻反反覆覆地時好時壞。

誰也不知道什麼才是正確的做法，治療究竟要持續多久？在看不見目標的過程中，只能與無法消除的焦慮共處。如果積極思考這件事，就會瞭解：正因為有這樣的不安，家屬才開始真正為了面對身心疾病做好準備。

醫師在進行治療之際，絕不能少了家屬的協助。每個人的想法可能南轅北轍，家屬對患者也各自不同，其中也有人對身心疾病患者抱著樂觀的想法，認為「只要稍微休息，很快就能痊癒」、「只要好好睡覺，精神就會變好了」。

雖然和患者一起過度悲觀並不可取，但在這種情況下，如果不正眼面對患者的疾病，反而轉移視線，會讓患者覺得你並沒有認真看待他的病情。過度樂觀而輕忽照顧，對患者的病情復原會產生阻礙。

正因為我們會感到不安，所以我們會煩惱「是不是要這麼做比較好？其他方法是不是比較好？」因為不安，我們會小心謹慎照顧、注意患者的狀況，所以我認為適度的不安無妨。

即使我們身心科醫師日常都在接觸身心疾病，也無法輕易預測患者今後將會怎麼樣。

重要的家族成員確定罹患身心疾病，你會不知所措也是理所當然。今後的生活會變怎麼樣？該如何與患者接觸？幾乎都是你完全陌生的事。只要一想，從擔憂到負面的想像必然逐漸擴大。

因此，不需要思考過度，無論我們再怎麼預測、進行準備，最後的結果往往超出我們的所知範圍，我們只能順其自然。我認為好好觀察患者的症狀或模樣，給予當下最適當的應對，就是很好的做法。

Q 金錢與生活的不安

收入銳減、治療費用卻龐大，
不知道是否能維持正常生活？
經濟上的不安揮之不去。

家屬的不安，不僅關係到病人，當然也會對自己以及其他家人的未來憂慮。臨床上所聽到家屬的苦惱，多數都與金錢及未來的生活相關。

尤其是患者處於暫時停止工作的狀態，收入減少，但增加了治療的支出費用，其他家人依然要過日子，所以對於協助支持的家屬是一個繁重的負擔。

如果在經濟方面感到不安，不妨先確認有關給予身心疾病患者的援助與保險制度。

例如「自立支援醫療制度」就是其中之一。這個制度可以減輕治療時醫療費用的自負額。日本一般醫療費原則上自負額為三成，如果運用這個制度，原則上自負額可以降低到一成。

這個制度依照對象的障礙程度分為三種，一是針對需要定期門診治療的身心疾病患者，提供「身心門診醫療」，能大幅減輕醫療費用的負擔，請善加利用。門診的診療費用、處方箋的醫藥費、日間照護費用、家訪看護費用等都能適用，但必須注意住院費及開立診斷證明等費用除外。

利用這個制度時，先請主治醫師開立診斷書，需要的文件證明各地政府機關可能不太相同，請事先向居住地的身心障礙福祉課洽詢。

提供生活保障的「障礙年金」、「精神障礙保健福祉手冊[10]」

罹患憂鬱症、躁鬱症、思覺失調症等身心疾病的人，視情況有時可以領取「身心障礙年金」。

只不過，申請手續相當繁複，申請證明文件必須向許多機構洽詢。由患者或家屬自行申請可能難度較高，病史較長的人或是過去曾在多家醫院就醫者，申請程序可能更加繁複，尤其身心疾病的種類有些認定較為困難，實際上多數申請身心障礙年金，會請社會保險顧問協助，若是符合身心障礙年金，基本上兩個月發放一次，一次二十萬日圓左右。

10台灣的國民年金針對身心障礙者有「身心障礙年金給付」和「身心障礙基本保證年金」兩種給付，視實際狀況金額略有不同。另外台灣的身心障礙手冊已改新制稱為「身心障礙證明」，其中第一類身心障礙類別為神經系統構造及精神、心智功能。

此外，工作若是留職停薪，有加入健康保險的狀況，有機會可領取「傷病津貼（台灣為「勞保給付」及「公司團保」）」。這項補助需要公司代為申請手續，請向公司人事部門洽詢。若是能有固定、定期的收入，不要說家屬，病患本人在心情上也更能保有餘裕。

為了以防萬一，還可以申請「精神障礙保健福祉手冊」。這並非身體障礙，而是針對身心障礙所提供的手冊。是以罹患身心疾病時，長期對日常生活、社會生活產生障礙的人為對象。

只要符合手冊申請資格，除了稅金減免，也可享有公用事業費用折扣，甚至也可以享有身心障礙雇用制度下的選項。在金錢方面可接受的支援更多，長遠來看應該有加分的作用，不妨也先思考是否需要申請。

無論如何，身心疾病根據種類或症狀，要選擇哪個選項也會有所不同，建議先和主治醫師商量。即使現在並不需要立即用上這個制度，先瞭解有這樣的制度，應該也能減少一些對於經濟上不安的因素。

Q 直接責備生病的家人時

我們原本是雙薪有子女的家庭。先生診斷出適應障礙症後，暫停工作在家休養。過去一起分攤的家務、帶小孩等，現在全由我一人扛起。雖然明知他沒有錯，我卻忍不住出言指責生病的先生。

之前的章節我曾經說，不要責怪病人。

然而，照顧的家屬畢竟也是平凡人。更何況在多重負擔與壓力下，有時也會幾近崩潰，因而有時無法控制情緒也是理所當然的。

為什麼說不要責備病患，是因為他們也很清楚給家人添了麻煩。雖然心裡很清楚，也希望能夠設法盡力做點什麼，但身心都因為痛苦折磨，處於無能為力的狀態。

如果這時責怪他「都是因為你，我才這麼痛苦」，這句帶來強烈衝擊的言語，將深深刺痛他內心。

只不過，說出口的話覆水難收，你只需要好好地道歉。你說的話當中也有自己真實的心情，是過去一直強忍的心聲。這次你會忍不住說出口，是因為神經已緊繃到極限。

這或許是一次彼此溝通、互相了解的機會，病患本人確實很痛苦，但給予協助的家人同樣被逼到極限。一個人不可能永遠隨時隨地都能很溫柔，責備病患已經是事實，也難以保證今後絕不會因疏忽而責備病患。因此，我認為家屬應該先認清自己有可能因為心力交瘁，發生焦慮的情緒無法控制的狀況。你可以告訴病患：「對不起。這次忍不住說出這麼過分的話，下次如果我感到煩躁時，我會稍微出門轉換一下心情」、「下次我說『好累』而提早上床睡覺時，就是因為我精神太過緊繃的緣故」。

讓他們知道今後發生同樣的狀況時，你將如何應對。

一次性的避難地點，建議去「廁所」

原則上不應該越界去責備病患，不要讓病患聽見這些責備的話語還是最好的。若是你當下感受到忍不住想發洩抱怨的情緒，不妨先到廁所發洩或冷靜一下。

如果能暫時離家，你就這麼做。但是，要出門必須梳洗換衣、收拾行李、關緊門窗等，出門的各種準備也相當花時間。如果你的心情已經失去這樣的餘裕、到了迫在眉睫的程度，我建議先就近到能夠一個人獨處的廁所。

廁所裡不妨裝飾一些與家人的紀念物品。不論是結婚照、全家福紀念照，或是全家一起去旅行時購買的紀念品等象徵家人間情誼的物品，讓你聯想到洋溢幸福時光的物品都可以。

你可以預先選好讓你能回想起與患者間的美好回憶的物品，讓煩躁到極點的情緒稍微冷卻下來。不需要讓高漲到一百分的憤怒降到零也沒關係，只需情緒能恢復到足以壓抑住真心話的程度就足夠了。

當實際發生必須讓你逃進廁所的狀況時，應該能感受到讓情緒冷靜下來的效果。

Q 忍不住思考導致生病的原因

妻子患了憂鬱症。雖然從我的角度來看，家裡並沒什麼問題，但或許在我不知不覺中給她增添了負擔……我不禁反覆地思考其中的原因。

一直生活在一起的人，在確認罹患身心疾病後，家屬總忍不住心想「為什麼？」又或思考「會不會是我的錯？」

說實話，有些罹患身心疾病的患者，確實是因為家庭因素，有時視情況而定。為了治療而必須把一家人分開才是最佳做法。

然而，自己的孩子或伴侶罹患身心疾病，認為「可能是我的錯」而抱持罪惡感時，修復關係的可能性很高，這是我執業身心科醫師至今的感想。因此，我認為回顧一下過去自己是否曾對患者有不恰當的互動，是有意義的。不論有無問題，先認識這一點是很好的一件事。

親子關係或伴侶關係很容易產生「干涉過度」的問題。對方並不期望你做的事，卻越俎代庖強硬決定「應該做這個」、「應該這麼做比較好」，個性較為怯懦或不懂拒絕的人，可能會有相當大的壓力。

如果你忍不住心想「也許是我造成的」，不妨回想過去和患者的相處，是不是對患者有過度干涉的情形。或是直接和患者溝通，確認是否做出讓他感受壓力的行為。

最好停止探究原因

探究罹病原因，通常不會帶來好結果。

如果僅僅是回顧、反省自己的行為是否導致患者罹病，或許無可厚非。然而，多數家庭都會想要追究是否基於家庭以外的因素，希望並不是因為家庭因素，而是工作或其他的人際關係造成的。這種心態，除了是擔心病患，另一個潛在的真正理由，是不是在為心愛的家人罹患身心疾病，尋找一個發洩憤怒的出口呢？

雖然我瞭解這樣的心情，但奉勸你最好不要這麼做，因為這樣的憤怒無處發洩，只能累積在心中。

患者本人如果想傾訴在公司的壓力或人際關係的衝突時，請你真心去傾聽。也許是因為被上司挖苦嘮叨，或是被同事強硬交付過度繁重的工作，這些重重累積的壓力，能夠透過說出來稍微減輕。

家屬在聆聽這些話以後，或許會感到懊悔、產生強烈的罪惡感：「病情惡化前，應該可以做點什麼防範」、「我竟然沒注意到，實在太糟糕了！」但請你想一想，如果是你的朋友家人罹患身心疾病時，難道你會對他說：「都是因為你沒及早發現，才會生這種病！」嗎？

你絕對不會這樣說不是嗎？

「這不是你的錯。一定是更多不同因素造成的吧！」你一定以溫言暖語寬慰友人吧！

所以，請你也以相同的話語告訴自己。

Q 難以啟齒說出實情

家人罹患身心疾病，應該向身邊的人說明到哪個程度？我實在覺得難以啟齒。連親生、配偶的雙親都開不了口。

有關家人生病，尤其是身心疾病，總覺得難以向其他人說出口。我很瞭解這樣的心情。

社會上至今依然有人對身心疾病抱持偏見，這實在令人遺憾。我在醫療現場有實際感受過，而有時看到新聞報導對於有身心疾病的人，仍然帶著強烈的負面印象。

令後恐怕還是免不了因為他人的偏見而造成令人悔恨的記憶，或是令你感到生氣的事。也有可能因為他人少根筋的話語，讓你很受傷。

無論在什麼樣的時代，或許都會接觸到這樣的人。與其為此生氣，不如充耳不聞，直接忽視他們說的話，這樣會輕鬆得多。將他們視為言語不通，保持距離才是最佳應對方法。

召開家庭會議

他人所持的偏見毫無助益，如果因此畏懼而對周遭的人隱瞞生病一事，這樣的判斷將使家人孤立無援。實際上，我便看過很多因為對周圍的人隱瞞，以致讓一家人逐漸被逼到絕境的案例。

冀望完全只靠一家人解決，將沒有一個抒發壓力的場所。如果連想要吐個苦水、適度發洩壓力都沒辦法，這種煩躁的心情很容易轉變成對家中居於弱勢的人發洩。

請你盡早對在你需要協助時可能會請他們協助的人說清真相，例如雙親、兄弟姊妹以及住在附近的親友等人。這也是為你自己連結起屆時需要協助時的細線。如果保持沉默，將愈來愈難以說出真相，萬一發生問題才揭露事實，反而讓親友覺得「為什麼不找我商量」，給他們增添更多麻煩。

當然，若是你有可以信任、能向他們吐露心聲的人，請你不妨對他們傾訴你的煩惱。只不過再怎麼親密，朋友或熟人畢竟還是外人，當事情發生時，他們很難深入插手你的家庭事務。

在緊要關頭能依靠的，還是心理上和實際距離都更親近的親屬。也許一開始你會有所抗拒，但只要你能鼓起勇氣坦白一切，相信他們應當能成為你強而有力的後盾。

即使不對周遭的人說出實情，你的鄰居看到正值人生黃金時期的家人白天出門散步的模樣，可能也會揣測病患最近似乎沒去上班等狀況。即使他們察覺異樣，但沒聽你主動提起，當然也會躊躇著該不該提起這個話題。鄰居態度看起來冷淡，或是認識的熟面孔在擦身而過時避開視線，他們多半只是因為連該不該出聲打招呼都感到猶豫的緣故。

如果你採取關起門自行解決的態度，對方也無法得知真正的狀況，因此會形成微妙的距離感。只要你能事先簡單告知一聲，就能避免雙方產生不必要的誤會和尷尬。

當事人表示「不要告訴其他人」時

有時會遇到家屬對於親人罹病一事，不想獨自一人承受，但因為當事人希望「絕對不要告訴其他人」，因此只好放棄找他人傾訴。雖然我們應當尊重患者的意願，但另一方面，當事人的問題與家庭的問題，最好明確分出界線。

你不必全部接受病患的意見也沒關係。很多人誤以為必須全部照病患所說的去做，家屬很容易陷入這樣的束縛。護理師等醫療相關人員中，也有因為熱心助人，努力想達成患者所有的請求以致罹患身心疾病，甚至辭去工作的人。

如果以生病的人為優先的前提而持續照顧的話，總有一天自己也會因而到了極限病倒。就如我一再重複強調的，照顧病患的家屬身心都保有餘裕，是患者康復的必要條件。即使是患者本人期望的事情，是否要協助他實現或是無法協助都需另當別論，家屬應自行決定。

如果你認為不和雙親、親近的友人商量便難以克服難關的話，就把它視作你個人的問題，採取對你而言必要的應對方式。但即使你把這個期望告訴病患：「我一個人完全承擔這件事也很痛苦，希望你能讓我找其他人商量。」當事人依然有可能堅持拒絕。因此，若你一個人承擔實在到了極限，不妨直接尋找你想商量、願意聽你傾訴心聲並值得信任的人，跟他們說明這件事。

如果你因為沒有滿足病患的期望、產生罪惡感而感到痛苦的話，不妨利用有守密義務的醫師或諮商師等資源。為了維持自身的健康、保持心理的餘裕，盡可能多加運用。

Q 如何向孩子說明

該怎麼向年幼的孩子說明家長的的病情？
是不是在他們能真正理解以前，
先隱瞞比較好呢？

家長要如何對兒女說明有關身心疾病一事，是一個艱難的問題。每當被問及這個問題時，我總是會以「九歲之壁」來說明。

據說在兒童的發育過程，能把自己和對方確實切割、客觀理解事物的時候，是從九歲以後開始。當然，實際發育快慢因人而異，但一般而言，九歲以上的孩子，應該沒有必要勉強隱瞞親人生病一事。只要選擇他能明白的詞彙確實說明，孩子能理解的可能性極高。

何況，當孩子超過九歲這個年齡，即使沒有詳細說明，應該也能察覺到家人正因為某個原因而苦惱。身心疾病和外傷等情況不同，外表雖然一如往常，但整天一直躺在床上，或是相反的因為亢奮而無法冷靜的模樣，孩子看在眼裡也必然知道一定是發生了什麼事。

與其以籠統曖昧的「只是有點疲倦而已」來搪塞，不如以孩子也能理解的方式，清楚說明真相，「爸爸現在生病了。為了能夠好起來，正在充分地休息。」在說明真相後，父母需要特別注意的，是孩子會察言觀色。

和有身心疾病的家長共同生活的孩子，不論是小學生還是中學生，不知道從哪裡學來的，他們會不可思議地隱瞞一些事情。沒寫作業、經常忘了帶東西等而被老師詢問時，因為照顧病患以致無暇照顧孩子，或是兄姊照顧弟妹等，孩子可能不會說出真正的原因。實際上因為成人的偏見或歧視波及到孩子等狀況的案例十分常見。

因此，我希望家長可以主動告訴孩子「請別人幫忙也沒關係喔！」、「要是有人問你，你可以直接告訴他」。請告訴孩子，他可以請求老師、爺爺、奶奶等其他大人協助，或是向他們發出求救訊號。

照顧病患比想像中要花更多時間，照顧者如果一肩扛起工作與家務，關懷孩子的時間就更加有限。想要全部完美一一做到是不可能的任務。有些地方無法顧及，也只能接受現實。

但是，如果有人可以理解力有未逮的地方，就能請求其他的大人協助。孩子請其他大人協助，家長也要能諒解，為了孩子，能給予支援的人是多多益善。

給年幼的孩子十五分鐘的短暫相處

年紀還十分幼小的孩子，即使家長身體不舒服躺在床上休息，孩子依然會靠近。

如果病人還有關照孩子的餘裕，在能力範圍內讓他們相處，對於親子雙方都有益處。只不過，因為不清楚患者能承受的界限，所以事先約定好一個較短的時間，例如讓孩子躺在身邊，先講明：「媽媽身體不舒服，所以最多十五分鐘喔。」要是由病患開口拒絕孩子可能會令他很痛苦，所以稍微滿足一下孩子想和家長在一起的心情，但同時附加時間限制，病患也能比較安心。

「僅僅十五分鐘的話，就陪他一下吧！」如此一來，患者更容易面對孩子。病患疼愛孩子的心情並沒有改變，只是因為身心疲憊而無法長時間陪伴。超過十五分鐘時，請溫柔地把孩子帶離患者身旁。

第二章　面對痛苦的心情

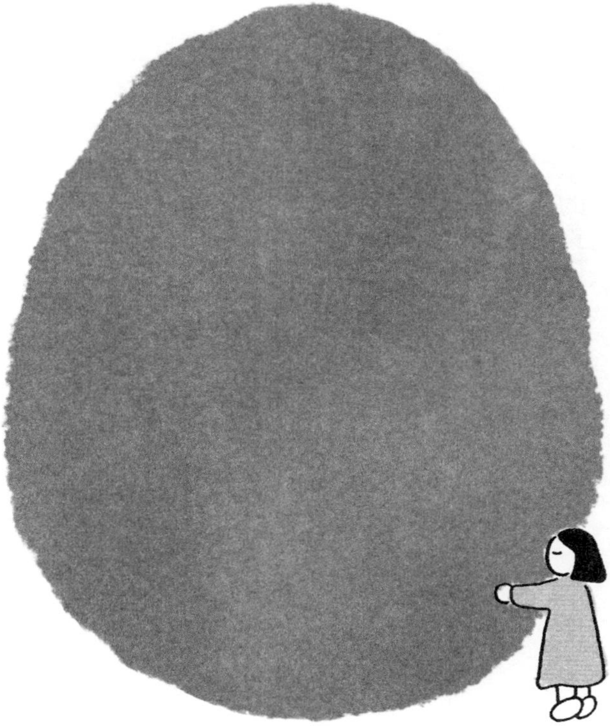

Q

怨恨對方的時候

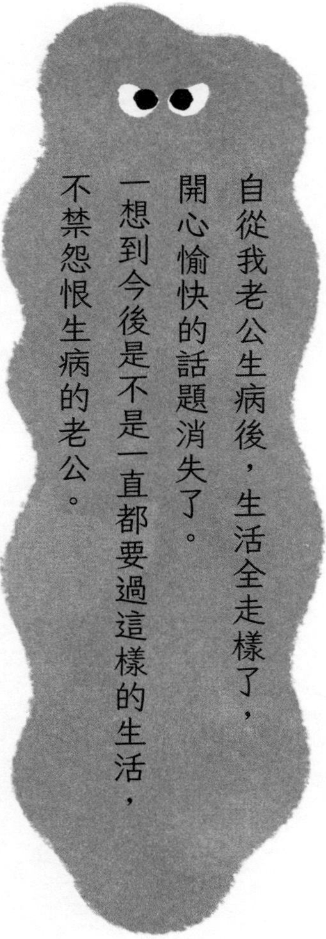

自從我老公生病後，生活全走樣了，
開心愉快的話題消失了。
一想到今後是不是一直都要過這樣的生活，
不禁怨恨生病的老公。

伴侶或其他家人罹患身心疾病時，以往的生活被徹底翻轉。家庭中少了一個人的貢獻，其他家人就得承擔更多的負擔和壓力。

不論精神或肉體上，你都必須承受前所未有的壓力。在日積月累、不斷忍耐的生活中，感到煩躁、挫折、沮喪都是正常的，這是心理的自然反應。

因此，身心俱疲的你，有時當然會對患者產生怨恨的情緒。只要是照顧病患的家屬，誰都曾體驗過這樣的歷程。正面迎對心愛家人的疾病，全心全意照顧他，以致失去精神上的餘裕。但很多人在這時候，卻會告訴自己「他那麼努力治療，我不可以這麼想」而勉強壓抑住負面的情感。你是性格認真、深愛家人的人，然而，壓抑內心真實的情感是不健康的，遲早會達到極限，有朝一日絕對會爆發出來。

到時候爆發的矛頭也有可能是針對病患、口不擇言，對他說出一些會傷害他的話。前面我曾說過，一定要避免這樣的狀況，否則有很大的機率會使病情惡化。

你不能輕忽忍耐怒氣、壓抑情感這件事。這會對你的心靈造成很重的負荷，是非常危險的。

壓抑不滿的情緒反而不健康

「真受不了！要是他能從此消失就好了！」、「都是因為他，我才會這麼慘！」你不必責備有這些想法的自己。你並不是什麼十惡不赦的壞人，也不是冷淡無情。這不是稀奇的事，而是人心的自然反應。

社會上熟知的一些對抗病魔的故事，多數都描寫家屬無怨無悔地奉獻也支持協助家人這類溫馨感人的故事，但你不必因此而妄自認為「我做不到，我真沒用」。

你會心生怨恨，是因為疲勞指數上升到極點的證明。你的心靈正在發出求救訊號，已經進入必須照顧自己的時期。即使你隱忍真心話、壓抑煩躁的情緒，依然無法解決任何問題，反而可能令你的心理狀態更加惡化。

為了避免演變為最糟的狀況，趁現在把它發洩出來。

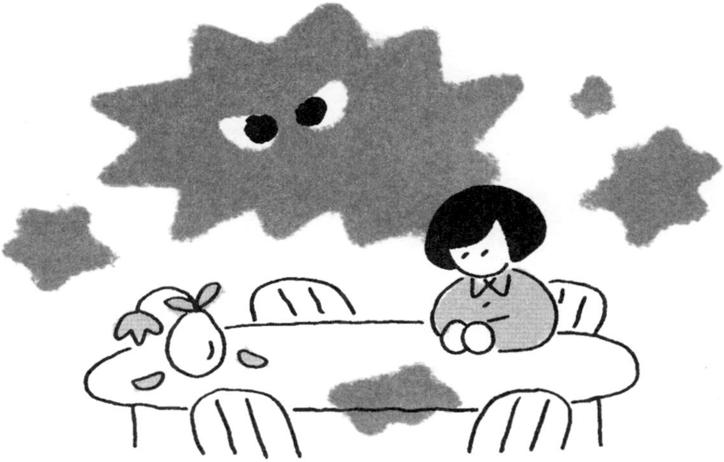

就如我剛剛的說明，只要不去攻擊病患本人就行。請你盡可能尋找家裡以外，一個能讓你吐苦水、發洩煩躁情緒的場所。

舉例來說，有些人會去看一場喜歡的電影、在瑜伽教室活動身體流流汗、到游泳池專心游泳等，找到能讓心情煥然一新的方法。或許這些都只有暫時性的效果，但要消除心中積累已久、揮之不去的怨恨，有時直接向他人傾訴會更快速有效。有時即使以其他事轉移注意力，內心還是無法釋懷。

找到一個適合的對象，向他傾訴自己的痛苦，這是比其他事情來得更紓壓且難以匹敵的效果。你必須先找到一個可以接受你這些晦暗情緒的對象，他們能設身處地為你著想，不空談理想或原則，而是能理解你的感受，成為你堅強後盾的人。

如果無法直接找到這樣的人選，透過社群網站或部落格等，以文字抒發你的怨言也不是件壞事。不過，為了避免被當事人看到，提到相關人士時請匿名或使用假名。

Q 有關病友家屬會議

醫院主辦的「病友家屬會」，是什麼樣性質的團體？我很猶豫是否該參加。

如果找不到能夠傾訴日積月累的怨言、壓力的出口，參加由醫院或地方主辦的「病友家屬會」，也是一個好方法。所謂的「病友家屬會」，是由罹患相同疾病的病人家屬組成的互助團體，大家可以相互傾訴煩惱、交流資訊。

因為是有相同境遇的人在一起，照顧患有身心疾病的家人，其中的艱辛，家屬都有深刻的體會，絕非三言兩語能道盡。透過交流，能產生共鳴的事情很多，知道痛苦煎熬的不是唯有自己一個人，光是能緩和孤獨感這一點，我認為就具有參與的價值。

病友家屬會的話題並不是侷限疾病相關話題，也會有新開的店家供應美味的甜點、討論最近沸沸揚揚的新聞等日常話題。曾有人表示，因為參加病友家屬會，才發現近來幾乎少有如此輕鬆隨意的閒聊。

很多人認為和有身心疾病的患者共同生活，應該盡可能安安靜靜過生活，不要刺激病患，「不應該只有我一個人開心」、「現在不是奢侈的時候」。他們會盡量忍耐，不容許只有自己看電視開懷大笑，或奢侈地享用美食。

結果，很多人因此而遠離日常話題或享樂。病友家屬會不僅讓大家能感同身受地分享照顧患者的辛勞，也提供了一個機會，讓大家能稍稍重拾日常生活的輕鬆自在。

「病友家屬會」是心靈的避難所

就支援身心疾病家屬這一點，因為大家有共通點，可以輕鬆自然地說出難以向友人啟齒的苦惱或怨言。

不過，有件事請你注意，原則上，透過病友家屬會而結識的關係，最好僅止於在會中交流。簡單來說，應與其他參加者保持適當距離。

參加病友家屬會，遇見能理解自己心情，感到獲得救贖的人應該很多，因為對方也是同樣的狀況。但有些人由於連在病友家屬會以外也保持聯繫，結果造成對彼此過度的依賴。

家有身心疾病患者的家屬，很容易形成孤立無援的狀況。尤其是沒有親戚住在附近、沒有可以依靠的熟人或朋友時，只有病友家屬會是最後一個堡壘，因此，當出現可以理解自己的人，容易產生過度的期待。

不分日夜打電話來訴苦，你若以「忙」為由拒絕，還可能會被責備「我以為你會理解我。」正因為他沒有其他人可以依靠，才會把所有重擔都壓在你身上。如果精力還被同樣處境的同伴剝奪，就本末倒置了。

當然，並不是所有病友家屬會的所有人都會這樣依賴其他人，但因為有這樣的潛在風險，所以沒有必要和病友家屬會的成員交換聯絡方式、有更進一步的往來，只需在當場交流便已足夠。

正因為是相同的處境，最好要先有心理準備——有人可以耐性地聽你傾訴，但也有人會帶來壓力。有些人甚至可能一副「我比你更辛苦」的態度，用「比慘」的方式來爭取更多的關注。

你不妨把病友家屬會視作一個讓你擺脫日積月累痛苦情緒的場所。事實上，近年來很多病友家屬會都訂下「說過就算；聽過就罷」的規則，建立不批評、不批判、不否定彼此等原則。每一個病友家屬會氣氛可能都有所不同，適不適合去了才知道。不需要考慮過多，不妨先參加一次看看。

Q 想休息的時候

最近早上醒來的瞬間，
時常覺得「我不想起床，什麼都不想做」。
雖然勉強起床，持續家務及照顧家人，
但這樣的日子繼續下去，我可能會先崩潰。

「我受夠了！」當你產生這樣的感受，就是很想休息、什麼也不想做的時候。身體出現各種症狀，那就是從你的內在發出的求救訊號。

會出現哪些症狀可能因人而異，比方說有人可能早上醒來時，心想

「唉！今天還是得照顧他」因而發生劇烈心悸；也有人會產生倦怠感、頭痛、胃痛、暈眩等，或是因為壓力而掉頭髮、皮膚變得很差等等。

當一個人身心俱疲的時候，必然會在「飲食」、「睡眠」、「娛樂」這三項中，發生一些有別於平常的狀況。

在「飲食」方面，可能因為壓力而食不下嚥，或反過來吃得過多。因此而過度消瘦的人必須注意，但急速發胖也要小心。顯而易見的變化不僅是食量，有時味覺也會產生改變。莫名地想吃鹹的食物或一直吃甜食等，都是來自身體的求救訊號。

另外一項是「睡眠」，和睡眠相關的變化都必須注意。上床後一個小時還睡不著，或是沒有睡意、反而更清醒，這些情況都不對勁；好不容易睡著了，卻又一再醒來；醒來的時間比設定的鬧鐘早了一、兩個鐘頭，想再睡回籠覺卻睡不著時，都有可能是焦慮或壓力已到了極限。

在「娛樂」方面，以往喜愛的事情不再覺得有趣，是一個警訊。原本為了轉換心情去看感興趣的電影、悠閒地欣賞喜愛的音樂，或是為長年累月支持的棒球隊加油，現在卻變成「只想在家休息」，很可能身心都處於危險的狀態。

嘗試去電影院看一場電影依然無法感到滿足、觀看向來喜愛的棒球比賽仍然無法感到開心的話，就是你的心靈能量已逐漸乾涸。

離開壓力來源是最佳做法

在理解自己正面臨危機後，究竟該怎麼做才好呢？暫時離開壓力來源，應該是最妥善的對策不是嗎？也許你會認為你做不到，因為你想離開的是你必須照顧的罹病家屬。雖然你認定沒有辦法，但其實還是有一些方法可應對。

首先是清楚區分要不要照顧病人的時間。舉例來說，晚餐在晚上九點結束，收拾完畢後的時間，作為完全屬於自己的私人時間。先告訴家人，每晚九點以後不為家人付出，而要依照自己的意願步調去過。

之後，若是情況允許的話，住院也是一個有效解決的方式。你可以設法說服患者同意住院，或是利用我前面介紹過的喘息住院。突然對患者說希望他住院，也有很高的可能性遭到推託或拒絕，但若是能轉念，將這段時間視作可以好好休息的時間，那麼這就是一個值得考慮的選項。但若你必須工作，或是有年幼的孩子需要照顧，就無法採取這個選項。

如果雙親或兄弟姊妹、親戚能提供協助，可以跟他們商量，是否能在週末假日讓孩子放在他們家代為照顧，或是視情況自己也和孩子一同被照料。趁這個機會回去老家，即使只有短短幾天也可以暫時和病患分開，並不是件壞事。

兩個人先分開，雖然是暫時的，卻是能立即見效的解決方法。不要覺得辦不到而放棄，只要有任何方法都不妨試試看。現在就為了自己，尋找有可能做到的方法。

身體的痊癒，也能讓心靈得到療癒

在接收到自己發出的求救訊號時，希望你也能考慮是否自己也要去看身心科門診，就醫是一個讓停滯的現狀帶來改變的契機。

即使就醫，也未必能立刻得知病名或需要服藥。所以不必有壓力，就當作是增加一個可以讓你傾訴怨言、說出心聲的場所，去醫院和醫師商量。為了擺脫精神上的孤立無援，從醫院獲得協助也是一個很好的方式。透過專業醫師的診斷，有更大的機會瞭解你需要的是什麼。有時可能會建議你接受心理諮商，或是給你如何與病患相處的建議。請務必思考就醫這個選項。

若是心理的疲累已經浮現為身體表現的症狀，就表示日積月累的壓力，已經不是以看喜愛的電影、閱讀或聆聽音樂等透過轉換氣氛的興趣，就可以遮掩過去的。

若是希望獲得緩解，容易看出成效的物理治療更實際且有效。例如按摩、三溫暖、岩盤浴等常見的放鬆方式，美容護膚也很推薦。此外，美髮或護甲等讓自己心情能煥然一新的美容方式也是一個方法。

要是無法立刻找到與壓力來源保持距離的方法來療癒心靈，先從身體開始療癒，也是一時的權宜之計。

身體得到放鬆，心情多少也能得到放鬆。

Q 不得不以工作、育兒優先的時候

妻子產後得了憂鬱症。
剛出生不久的兒子由托兒所照顧，我一邊工作一邊照顧定期回診的妻子。因為工作和小孩，無法撥出太多時間在妻子身上讓我十分在意。

照顧患有身心疾病的家人時，扛下的沉重負擔，是必須遞補病患原本的家庭角色，維持以往的日常生活。

原本應該伴侶兩人分工合作的家事和教養子女的責任，都必須一肩扛起，而且為了維持家計而工作，能用在照顧患者身上的時間當然十分有限。有時你的回應可能有些冷淡或是無法面面俱到，都是無可奈何的事情。然而，只要全家的生活能勉強維持運作，也就足夠了，家人的生活順序應該放在最前面。

無法全心全意照顧患者或許讓你感到過意不去，但在非比尋常的沉重壓力下，能維持自己的健康與家人的生活，必然也有助於病患的康復。換個角度來看，如果你的生活變得一團糟，就沒有人可以來照顧病患了。因此，即使身邊有人說「太太生病卻被放著不管，真是可憐」，你也不必有罪惡感。

生活中的大小事務，全落在你一個人身上的狀況下，工作當然必須要有所調整，不可能做到完美才能繼續下去。照顧小孩方面肯定會有照顧不周的地方，家務也難以面面俱到，但只要生活能維繫下去就沒問題，你可以為自己打上及格分數。

即使只是低空飛行也沒關係，能持續飛行才是最重要的。

你已經在勉強支撐現在的生活了，為了能長期持續，你必須接受有時無法滿足病患所有需求的事實。

讓「該做的都做了」成為免死金牌

如果抹不去無法有餘力照顧病患的罪惡感時，就趁現在去爭取一切可能增加關照病人時間的事務。例如向公司表明現況，請求部門異動或調整職務；或是請求減少工作量、工作時間縮短等任何一切可以調整的方法。也許透過這樣的應變方式，能夠讓你擁有更多可運用的時間，同時也可以減輕你的罪惡感。

「我能做的都做了」的事實，能成為守護你的免死金牌。偶爾不得不對病人採取冷淡的應對時，讓它成為原諒自己的藉口。

因此，無論如何還是有必要對公司實情以告並與公司諮詢商量。雖然有些公司可能不會採取任何建議或措施，也許公司未必能提供任何協助，或是因為沒有前例可能得不到想要的結果，但實際上「已跟公司進行過商量」極為重要。

為了病患積極主動地採取對策，並且讓外界瞭解你的困境，能為你的家庭帶來轉機。為停滯不前打破僵局的契機，往往就隱藏在這些地方。

希望你注意一件事，當你對病患產生罪惡感時，切勿獨自做出重大決定，例如辭職、搬家或花費大量金錢等，即使你認為這是為對方著想。

「為了對方著想」而做的決定背後，往往是因為你的「忍耐」。希望你記住，因為忍耐而做出的犧牲奉獻，難以長期持續，反而會造成嚴重的負面情感。

Q

為快樂而產生罪惡感時

我的母親罹患憂鬱症。
一回到家就是和鬱鬱寡歡的母親兩個人大眼瞪小眼，
總覺得不能只有我一個人快樂或開懷大笑。

即使家人罹患身心上的疾病，我們也沒有必要整天跟著繃緊神經。
當行有餘力時，當然希望能配合患者的步調陪伴他們，但我們的心情不可能時時刻刻都游刃有餘。

每個人的生活型態都不同，如果光是在公司與家中來回奔波，便匆匆結束了一天，無法在外面得到喘息的空間，那麼安排讓自己在家中能放鬆、調節身心的時間就格外重要。絕對沒有「在家就不能開心快樂」這回事。我並不是說要你完全不必顧慮病人的感受，但我認為在照顧病人的同時，也應當盡情享受自己的生活。

從長遠來看，為了病人而過度束縛自己，覺得不該享樂、扼殺所有興趣及消遣的作法並非好事。你原本就在許多方面做出足夠的忍耐，沒有必要再壓抑自己真實的感受。

請你盡可能讓自己快樂、開懷地笑。在享受生活的同時，稍微注意一下病人的情況。

比方說，當你看電視或聽音樂時，注意音量不要過大。身心疾病患者通常對聲音比較敏感，即使一般人聽起來覺得舒適的音樂，他們也很可能感到刺耳。雖然我認為笑的時候就開懷大笑也沒關係，但如果能避免高聲喊叫、不要誇張地拍手大笑，就不至於擔心刺激到病人。

只因病人整天無精打采，所以家屬就跟著悄無聲息、沉默度日實在沒有必要。快樂與歡笑都是生活中不可欠缺的，在照顧病人的同時，請儘管充分享受自己的生活。

在外面有其他容身之處的人才能更堅強

除了家裡，如果能在外面找到一個讓你放鬆的場所，也能減輕你每天的生活壓力。

待在家時，總難以完全無視病人的情緒與壓力，你會看到他萎靡不振、心情不愉快的模樣。雖然理智上很清楚沒有必要過度忍耐，但實際上因為家中瀰漫著隨時小心翼翼地關照病人的緊張氣氛，常會令人感到無法喘息。

有不少家庭擔心病人的症狀惡化，而避免給予多餘的刺激，過著屏

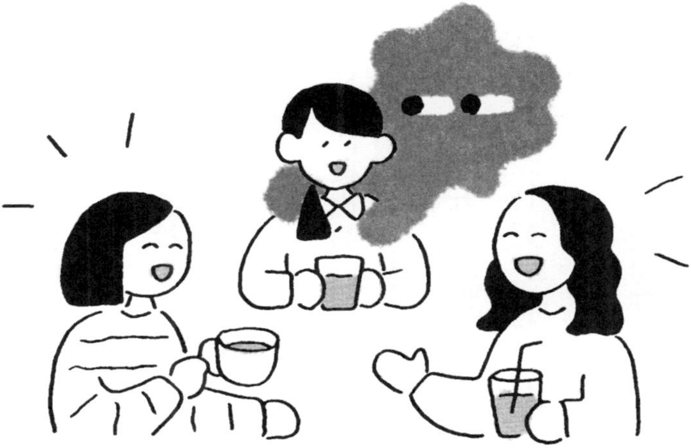

息以待的緊張生活。即使有人告訴他們：「開開心心地生活也無妨。」他們也很難迅速轉換心情。所以，應該注意為自己保留能在家庭以外，從緊繃的情緒解放的時間。讓心情能夠變得平靜、被療癒，稍微讓你遺忘現實的事物。

為了避免被家中沉重的氣氛吞噬，讓你陷入「我不應該快樂」的思維，必須盡早在自己和病人之間拉出明確的分界線，並且在生活中安排不必與病人共處的個人活動。

也許你可以在回家前的一個小時，順路到咖啡店享用一塊蛋糕、逛逛書店，又或是和朋友輕鬆閒聊，安排純粹屬於個人的時間。

我也很推薦投入某些新的學習。除了家裡、學校或工作場所以外，有一個屬於自己的去處，我把這個稱為第三空間（third place），因為內心有所寄託的人，在必要的時刻，心靈素質會更強大。不論那是醫院或心理諮商機構都沒關係，請尋找出你的第三空間。

如果花上一、兩個鐘頭作為自己享受的時光會讓你有罪惡感，那麼一開始只需十五分鐘也沒關係。即使只是到附近散散步、在公園的長椅上休息片刻，放鬆一下也會有效果。

刻意安排一段時間，讓你忘掉被拘束的現實，重新找回自己對人生的控制權。因為這是你的人生，主導權應當屬於你，請千萬不要忘了這一點。

Q 家裡的氣氛變得沉悶時

老公因為憂鬱症而留職停薪在家。雖然定期看診，但在家幾乎都關在自己的房間。孩子們也因此受影響，全家氣氛死氣沉沉，我該如何轉變氣氛？

這和前一篇提到的問題有些重疊，家中氣氛無論如何都很凝重，是一件無可奈何的事。因為家中明顯有一個精神狀態不佳的人，其他家人必然會小心翼翼、安靜壓抑地過生活。在這樣的環境下，還能開朗、有活力喧鬧的反而是少數，家中氣氛沉重是理所當然，沒有必要勉強故作開朗。要改變凝重、鬱悶的氣氛，實際上十分困難，不如從外部找出樂趣來得更實際。

家中飄散著緊張的氣氛，最煎熬的，是家人之間情感上的交流變得困難，難以分享愉悅與幸福的感受。就連輕鬆閒聊、一起開懷大笑這樣的事情，都會變得小心翼翼，無法自然地做到。

在這樣的情況下，小孩子特別容易感覺孤獨。因此，我建議盡可能外出，和家族以外的人一起渡過。和朋友外出見面，即使只是輕鬆地聊聊天，重點不在於做了什麼，重點在於走出家門，與他人建立聯繫，享受與知心好友聊天的樂趣吧！

投入能夠看到努力成果的事物

常有病患的家人說：「一待在家裡，彷彿時間凝結了。」即使歷經三個月、半年，也會有很多完全感受不到身心疾病患者的狀態有改善的狀況。給予協助支持的家屬，常會擔憂「這樣的生活要持續到什麼時候？」、「努力到現在，卻完全看不出有好轉的跡象」……

當努力卻看不到成果時，無力感便油然而生。不光是病患本人，連家人也可能因而鬱鬱寡歡。眼見周圍的人都在前進，只有自己還在原地踏步的孤獨席捲而來，更令人難以承受。

對於這樣的人，我建議可以嘗試參與一些能看見成果的興趣或才藝，從中獲得小小的成就感，逐步找回前進的動力。

改變家庭氛圍並非一蹴可幾，不如及早先做好長期與之共存的心理準備。與其試圖改變他人，不妨將更多的注意力更多地放在自己身上，關注自己的需求與成長。例如，你可以嘗試學習有興趣的樂器，或是去考專業資格證照、學習外語等。如果沒有多餘的精力去學習新事物，也可以以現在的工作訂定目標，將心力放在上面。

舉我所知實際從事的活動為例，有人開始從事重訓，由於肉眼就能看清楚變化，每次照鏡子就覺得自己稍微往前邁進了一步。

此外，意外地有很多人是專注在節約或儲蓄。打開存摺，從數字就能得知存款增加，容易確認成果是令人開心的一點。雖然對於金錢的擔憂無窮無盡，但只要存下來一點錢，就能對未來感到安心，可說是一舉兩得。

幸福的形式各自不同

家中有病患的情況下，氣氛難免低迷，刻意追求歡樂反而徒增不必要的壓力。「全家和樂融融才是幸福」的想法，只是一種刻板印象。這或許是一種顯而易見的幸福形式，但也不代表不是如此就不幸福。有些家庭認為彼此保持適當距離最舒適，有些家庭可能偏好平靜。如果有十個家庭，就有十種幸福樣貌，並沒有放諸四海皆準的幸福模式。

不必追求別人強加給你的幸福，而是要發現身邊的美好。如果在家尋找有困難，就外出去找尋。在外面發洩你的辛酸煎熬，為自己的幸福充電，再帶著滿滿的能量回家。

Q

考慮分居、離婚

老公診斷出躁鬱症，短期間反覆著躁期與鬱期的狀態。躁期發作時，甚至會撒謊或出口傷人。說真的，我已經瀕臨崩潰。每天都想著要離婚。

再怎麼愛得轟轟烈烈、有心想支持伴侶，但畢竟我們只是人，一定有界限。尤其是遇到躁鬱症或酒精中毒的病患，對同住的家人常常造成極大的傷害。

先不管實際上會不會真的發生，當家人罹患身心疾病，一開始照顧就先預設可能發生的最糟狀況，絕對不是壞事。你必須先做好心理準備，萬一對方發生施加暴力等狀況，你要採取什麼樣的行動？

就如我從一開始一再強調的，照顧、扶持一個人，需要極大的能量，如果你負荷不了，也不是一件丟臉的事，不應該為此而受責備。

如果對方是伴侶，產生想離婚的念頭，也是可能性極高的事。我能理解想要放棄照顧病人，因而感到內疚的痛苦。實際上，很多人因為擔心拋下對方一個人而產生的風險，以致不敢做出離婚的決定。然而，支援身心疾病患者時一定要避免的是，為了照顧對方而持續犧牲自己的健康與幸福。如果到頭來兩個人都會病倒，至少要尋找出自己一個人有辦法重新站起來的道路。

不要一開始就排除離開病患的選項，而應該將它視作一個可能的最後手段。如果對於離婚實在猶豫不決，不妨先採取分居的形式。即使不是立刻選擇完全分居，只有週末假日回老家或短暫住在飯店也不是件壞事。稍微拉開距離，去釐清自己的忍耐極限、保持什麼樣的距離比較適當。對患者來說，或許因為狀況的改變，也能更積極面對治療，帶來正面的轉變。

也要考量強制住院

若伴侶的狀況，是選擇離婚就能徹底分開。但若是遇到患者與照顧者是親子關係時，就不是能夠想斷絕關係就能斷絕的。事實上，三、四十歲左右的身心疾病患者，對照顧他們的家長施加暴力的案例也不少見。雙親上了年紀、體力與精力逐漸衰退，甚至有人因照顧成年子女而遭受毆打，導致骨折等嚴重傷害。因為走投無路，以致產生「殺了孩子後自殺」的念頭並非個案。這種極端的情況必須盡力避免，但這並不意味著任何一方必須一味忍耐。無論是傷害他人還是傷害自己，都是不可取的極端行為。

如果家屬已瀕臨界限，就到了思考強制讓病患住院的方法。想必這時可能會遭到強烈的抗拒，必須半哄半騙地讓他入院。必要的話，可借助親友的力量，以蠻力強行讓他上車帶到醫院。

即使有一天可以出院，就算是自己的孩子，畢竟曾經暴力相向，要共同生活總是不免感到害怕吧！而病患本人因為被強制送醫，不可能心懷感謝，也有再次施暴的可能性。

在這樣的案例中，與主治醫師商量後，找到各種可能的方式。例如讓出院後的病患和你分開生活，如果要恢復工作還有困難的話，讓他接受社會救濟，一個人居住也是一種方式。

也有賣掉房子，讓孩子沒有可以回去的地方，搬到遠處也未告知去處，完全在孩子面前消失的家長。這其實也是為了保護自己而做的痛苦抉擇，雖然親子雙方不論是生活、人生都因而起了一百八十度的轉變，但也有演變成這種狀況的案例，所以必須先做好心理準備。

如果病患的暴力行為過度嚴重，緊急時不要猶豫，請立刻報警。要把自己的孩子交給警察，想必你一定百般不願，但總比親子關係演變成加害人與被害人好得多，希望你能先想通這一點。

跨出一步的勇氣

不論是讓病患強制入院或是報警，要改變現狀絕非易事。需要有破釜沉舟的決心，更要有堅持到底的覺悟。

雖然很辛苦，但如果不這麼做，只能一直忍耐現況，未來會發生什麼事呢？可能唯有病患或自己一死了之的解決方法……被逼到絕境，只看見這樣的解決辦法，自己將會崩潰。

在走到窮途末路以前，先採取其他對策。有時只要有巨大的轉變，情況就有機會好轉。家庭中發生的問題，就算是醫師、要從外部解決也有困難。即使明知家庭中有暴力，家屬不改變狀況，其他人很難介入。因此，希望你能鼓起勇氣跨出這一步。要逃離現況，就請你先原諒自己。

因為我是身心科醫師，認識許多表示「想死」的病患。當我問他們「既然想死，為什麼現在能夠努力活著呢？」我所聽到最多的回答是「大不了去死而已，無所謂。」

雖然這是極端的案例，人們在面對痛苦的現實時，也有可能是因為心裡知道有「最後手段」可以選擇，才得以努力撐下去。

當然，不需要選擇這麼極端的選項，現實中還有離婚、分居、住院、報警等萬一到了最後界限時可以和對方分開的方法。而認知到有這樣的現實，能讓照顧者在極度煎熬的狀況下，依然保有活力去照顧病人。

到了這個地步，再去爭論在道德上這樣做是好、是壞已經沒有意義了。或許會有人站在道德至高點對你指手畫腳，但他們對你沒有實質幫助。想要遠離那些無理讓你感到痛苦的人、事、物，是非常自然而且正常的情感。

請你不要忘記，守護你自身安全的狀態，也是為了包括病患在內的所有家人著想。

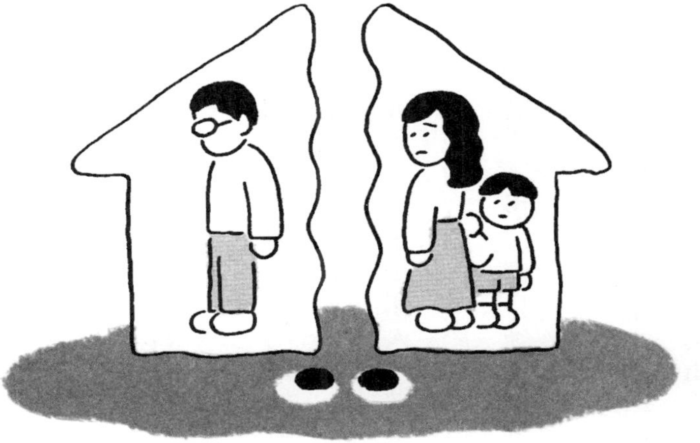

結語

照顧、支持罹患身心疾病的家人而生活變得煎熬，是因為你們是一家人。

一開始抱有「我以為因為是一家人，所以能給予支持」的想法，但其實完全相反。實際上，我以身心科醫師的身分治療身心疾病，才瞭解反而有很多事正因為非親非故，而不是家人才做得到。

家人之間基於情感，重視對方到甚至於犧牲自己的程度，奉獻自己去照顧、給予支持，即使疲憊不堪，還是勉勵自己更加努力。有了「家人」這層情份，反而助長了痛苦。

何況，照顧有身心疾病患者是多麼辛勞的一件事，我認為社會一般大眾並不是真的很清楚。排山倒海的不安與重重壓力，不是當事人便難以體會。就連應對的方法，正確瞭解哪些可以做、哪些不能做的人，似乎也不是很多。

為了能夠助這些人一臂之力，我寫下本書。

接下來要開始照護生活的人、到現在依然努力不懈的人，我想告訴你們的是，痛苦的時候向人訴苦也沒關係，你可以請其他人協助。不論你多擔心眼前生病的家人，首先請你先重視自己的心理健康勝於一切。忽視自己而想照顧好別人，是不可能的。

面對家中的身心疾病患者，共同努力的結果未必都能如同電視劇般，有一個誰都能一目瞭然的幸福結局。就如我先前說的，十個家庭就有十種不同的幸福樣貌。你認同的幸福，只能靠自己去尋找。

你追求的幸福，會是什麼樣貌呢？

我衷心希望你能找出屬於你的幸福。

每個人的人生都會發生不如意的事。從出生到死亡，始終一帆風順、完全不曾發生過煩惱、困擾、不安的人，應該不存在。

罹病是生命中的一個事件，一個重大而且不幸的事件。雖然可能發生在任何一個人身上，但很多人卻被這個「不幸的事件」操控住人生的方向。自己的人生，絕對不要被自己以外的人、事、物搶走主導權。如果你缺乏這個堅定的意志，那麼那些「不好的事件」就會利用「善良」、「寬容」、「奉獻」等美好的詞藻來包裝自己，試圖掌控你的人生。

身心疾病的治療是一場長期抗戰，過去不曾經歷過的事將接二連三發生。它們會消耗大量的精力，如果不保留身心的餘力，視野將愈來愈狹窄，不知不覺將會全部被病患的事情完全占據。

你的支持與照顧，不應該讓你連自己都疏於照顧。

我身為身心科醫師，截至目前所曾接觸過的家屬中，讓我覺得最擅長面對患者病情的人，是那些能夠退後一步，能將事情交給他人協助就交給專業人員協助的家屬。

舉例來說，當患者住院時，一、兩個星期來探一次病，基本上幾乎完全交給醫療專業人員，能夠讓自己更悠閒自在的人。而幾乎每天來探病，對於治療方針鉅細靡遺地確認，就是努力過度了。在身兼工作、家事、教養子女之外，還每天來探病的身影，看起來讓人覺得奉獻犧牲、極其偉大，但可能當事人並未注意到自己已經筋疲力盡。

不需要完全隨侍在旁地照顧病患也沒關係，不妨保持一點適當的距離，這不是要你置之不理，而是希望你能找到一個不讓自己過度疲倦的適當距離。

「放著一個正在受苦的人不管，這樣真的好嗎？」這些激起你罪惡感的言語，你不需要理會。

只要能待在病患身邊，你就已經十分努力了。

當病患能夠回歸日常，你也能身心穩定、充滿活力，才是真正克服心理的疾病。

最後，深深感謝國分醫院的木下秀夫醫師，是他指導我——重要的醫療形式不僅是對深受身心疾病而苦的患者本人，也必須照顧病患家屬的心靈。

二〇二二年十月底　井上智介